U0197015

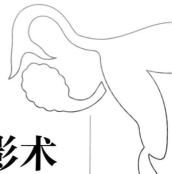

子宫输卵管造影术
——生殖外科医生的解读

关　菁　著

北京大学医学出版社

ZIGONG SHULUANGUAN ZAOYINGSHU
——SHENGZHI WAIKE YISHENG DE JIEDU

图书在版编目（CIP）数据

子宫输卵管造影术：生殖外科医生的解读/关菁著.
—北京：北京大学医学出版社，2023.1
ISBN 978-7-5659-2591-7

Ⅰ. ①子… Ⅱ. ①关… Ⅲ. ①子宫输卵管造影
Ⅳ. ①R816.91

中国版本图书馆CIP数据核字（2022）第018147号

子宫输卵管造影术——生殖外科医生的解读

著　　　：关　菁
出版发行：北京大学医学出版社
地　　址：（100191）北京市海淀区学院路38号　北京大学医学部院内
电　　话：发行部：010-82802230；图书邮购：010-82802495
网　　址：http://www.pumpress.com.cn
E-mail：booksale@bjmu.edu.cn
印　　刷：北京金康利印刷有限公司
经　　销：新华书店
责任编辑：刘　燕　**责任校对**：靳新强　**责任印制**：李　啸
开　　本：880 mm×1230 mm　1/32　**印张**：5.875　**字数**：184千字
版　　次：2023年1月第1版　2023年1月第1次印刷
书　　号：ISBN 978-7-5659-2591-7
定　　价：68.00元

本书由
北京大学医学出版基金资助出版

前　言

　　子宫输卵管造影术通过向子宫腔和输卵管内注入对比剂，在X线透视下观察宫腔和输卵管的形态，是输卵管通畅度的重要检查方法。笔者多年来积累了大量子宫输卵管造影术诊断盆腔输卵管相关不孕的病例。本书将子宫输卵管造影图片与腹腔镜手术中实际见到的病损一一对应，对输卵管及子宫各种病变的造影特点进行总结；从女性盆腔基础解剖、对比剂的选择、子宫输卵管造影操作技术、图片解读以及诊断和分级标准等方面为读者做了精细的讲解。本书力求将造影图片和手术图片同时展示，从一位生殖外科医生的视角充分解读图片的特点，加深读者对子宫输卵管造影图片的理解，从图片的表象中挖掘背后深藏的疾病本质。

　　本书立足于临床实际病例，实用性强，非常适用于不孕相关临床医生和从事输卵管造影检查的医务工作者日常工作参考。

关菁

2023年元旦

目　录

第一章
女性生殖器的
解剖和功能

女性内生殖器位于真骨盆内，包括阴道、子宫、输卵管和卵巢，后两者称为子宫附件。本章将着重介绍子宫和输卵管的解剖及功能。

一、子宫

（一）大体解剖结构

子宫是孕育胚胎、胎儿和产生月经的器官，位于盆腔中部，前邻膀胱，后靠直肠，其位置可随膀胱与直肠的充盈程度或体位而有变化。直立时，子宫体几乎与水平面平行，子宫底伏于膀胱的后上方，子宫颈保持在坐骨棘平面以上。正常成年女性的子宫呈前倾前屈位。子宫的固定装置主要是盆膈和阴道的承托与韧带的牵引固定。四对韧带分别为子宫阔韧带、子宫圆韧带、子宫主韧带及子宫骶韧带。子宫的正常位置主要依靠子宫诸韧带、盆膈、尿生殖膈及会阴中心腱等结构维持。这些结构受损或松弛时，可以引起子宫脱垂。子宫大小与年龄及生育有关，未产者长8~9 cm，宽5 cm，厚3 cm，重40~80 g。子宫可分为子宫体与子宫颈两个部分。子宫体呈倒置三角形，深约6 cm，上方两角为"子宫角"，通向输卵管。下端狭窄为"峡部"，长约1 cm。峡部在妊娠期逐渐扩展，临产时形成子宫下段。子宫体与子宫颈的比例因年龄而异，婴儿期为1∶2，青春期为1∶1，生育期为2∶1。

（二）组织学

子宫壁由外向内为浆膜、肌层及黏膜（即内膜）三层。

1. 浆膜　子宫外膜，为纤维膜。

2. 肌层　子宫肌层，由成束或成片的平滑肌组成，肌束间以结缔组织分隔。肌层分层不明显，各层肌纤维互相交织，自内向外大致可分为黏膜下层、中间层和浆膜下层。黏膜下层和浆膜下层主要为纵行平滑肌束，中间层较厚，分内环行肌和外纵行肌，富含血管。成年女性子宫平滑肌纤维长约50 μm，妊娠时肌纤维显著增长，可长达500 μm以上。肌纤维可分裂增殖，结缔组织中未分化的间充质细胞也可分化为肌纤维，使肌层增厚。分娩后，部分肌纤维恢复正常大小，部分肌纤维退化消失，增大的子宫恢复原状。子宫平滑肌的收缩受激素的调节，其收缩活动有助于精子向输卵管的运送以及经血排出和胎儿娩出。

3. 内膜　子宫内膜由单层柱状上皮和固有层组成。内膜表面的上皮向固有层内深陷，形成许多管状的子宫腺，其末端近肌层处常有分支。表面上皮与腺上皮结构相似，均由分泌细胞和少量纤毛细胞构成，但分布于子宫功能层的腺上皮细胞对卵巢激素反应敏感而有周期性变化。固有层较厚，血管较丰富，并有大量分化较低的梭形或星状细胞，称为基质细胞。子宫体部的内膜可分为功能层和基底层。功能层位于浅部，较厚，自青春期起在卵巢激素的作用下发生周期性剥脱和出血。妊娠时，胚泡植入功能层并在其中生长发育。基底层较薄，位于内膜深部与肌层相邻。此层无周期性脱落变化，有修复内膜的功能。

子宫动脉的分支经外膜穿入子宫肌层，在中间层内形成弓形动脉。从弓形动脉发出许多放射状分支，垂直穿入内膜。在内膜与肌层交界处，每条小动脉发出一小而直的分支（称基底动脉），分布于内膜基底层。它不受性激素的影响。小动脉主干从内膜基底层一直延伸至功能层浅部，呈螺旋状走行，称螺旋动脉。螺旋动脉在内膜浅部形成毛细血管网，毛细血管汇入小静脉，穿越肌层汇合成子宫静脉。

二、输卵管

（一）大体解剖结构

输卵管是女性生殖系统的主要组成部分之一，担负着拾卵、运输精子、受精并最终将胚胎运至子宫腔着床的任务。输卵管起源于副中肾管，位于子宫与卵巢之间的阔韧带内，起于子宫角，止于卵巢外上方，由子宫侧向盆腔侧可分为间质部、峡部、壶腹部和漏斗部（伞部）。输卵管长6～15 cm，间质部与子宫腔延续，斜向外上穿行于子宫角；峡部位于子宫角外，壁厚腔窄；壶腹部最长（约占输卵管的1/2），壁薄弯曲，黏膜皱襞复杂；漏斗部开口于腹腔，伞端内面纵行黏膜皱襞直接与卵巢密切接触，具有拾卵作用。

1. 间质部　是穿透子宫肌壁的一段输卵管，长1～1.5 cm，是管腔最细的一部分。

2. 峡部　指由子宫间质部向远端延伸的部分。从子宫外侧角水平向外延伸，连接输卵管壶腹部。长2～3 cm，占输卵管内1/3段。

3. 壶腹部　长5～10 cm，为峡部向外延伸的膨大部分，是输卵管各部中最长、管腔最粗、管壁最薄的部分，最粗管径约为1 cm，是精子和卵子受精的场所。

4. 漏斗部　位于壶腹部的远端，游离于腹腔。漏斗部向外膨大，中央的开口为输卵管腹腔口。长1～1.5 cm。输卵管腹腔口周缘有多个放射状排列的指状突起，与卵巢接触，具有拾卵的作用，亦称为输卵管伞部。

输卵管具有双重供血的特点，即同时由卵巢动脉输卵管支和子宫动脉输卵管支供应，两者相互之间存有吻合支。卵巢动脉输卵管支主要供应输卵管伞部，占输卵管血供约1/3。而子宫动脉是输卵管的主要血供来源，约占2/3，主要供应输卵管间质部至壶腹部之间的组织。输卵管的静脉回流也存在两个路径：一个路径为静脉与子宫动脉输卵管支伴行并汇合，注入子宫静脉；另一个路径则注入卵巢静脉，再回流至左肾静脉或下腔静脉。

（二）组织学

输卵管管壁从内向外由黏膜层、肌层和浆膜层组成。

1. 输卵管黏膜层　黏膜层由上皮层和纤维结缔组织构成，后者又称为固有层。上皮层又由纤毛细胞、分泌细胞、楔形细胞和未分化细胞构成。最常见的是纤毛细胞和分泌细胞，两者占黏膜上皮＞90%。纤毛细胞呈棱柱状，游离缘具有纤毛。分泌细胞呈柱状或锥形，游离缘有微绒毛，随月经周期变化而呈现不同程度的分泌。楔形细胞是分泌细胞的变异型，零星散在，细胞核较长，在月经前期和月经期数量增多。未分化细胞位于上皮深部，细胞呈小圆形，细胞质少且明亮，细胞核居中央且染色较深。根据在输卵管中的部位、卵巢激素水平和生育年龄，黏膜上皮构成比例有不同变化：壶腹部纤毛细胞可达60%，峡部约30%。卵泡期在雌激素的作用下纤毛细胞增大、增高，分泌细胞随着顶部分泌颗粒的储积也逐渐增高；而在黄体期受孕激素的影响，纤毛细胞变短小，分泌细胞突出于表面，以顶浆分泌方式释放分泌物后变得矮小。这种变化以漏斗部最为明显。随着年龄的增长，黏膜组织收缩和上皮细胞的复杂性降低，类似于绝经后子宫内膜，黏膜皱襞逐渐变钝。

上皮下的固有膜为一层疏松、由细纤维所组成的结缔组织，内有许多游走细胞和肥大细胞。输卵管缺乏黏膜肌层，故固有膜直接移行于肌膜的结缔组织。固有膜内有血管、淋巴管网和无髓鞘神经，壶腹部血管特别丰富。输卵管妊娠时，固有膜内的结缔组织可转化为蜕膜细胞。

2. 输卵管肌层　输卵管肌层与子宫肌层相连，子宫最内层的纵行肌至峡部消失。在横断面上，输卵管肌层分为三层，但三层之间无明显分界。内层为近黏膜层的输卵管的固有肌层，最厚，又可分为三组不同肌束。内、外为方向相反的纵行螺旋形肌束，中间为密螺旋状环行肌束。中层在固有肌层之外，是由肌纤维构成的网，其中伴有血管。这种血管周围的肌纤维进入固有肌层内。外层为纵行的浆膜下肌层。

3. 浆膜层　由间皮和富含血管的疏松结缔组织组成。

（三）输卵管的生理功能

卵子从卵巢排出、经输卵管伞端到壶腹部与精子受精、形成配子并最终运输至子宫腔种植的全过程都会受到激素的影响。纤毛摆动、肌肉收缩和输卵管液移动，这些因素相互交织而推动卵子、精子及配子的运行。

1. 输卵管上皮的功能　输卵管上皮由纤毛细胞和分泌细胞组成，具有分泌和推动卵子运行的功能，在月经周期的不同时间内其表达量有所不同。在卵泡期，在雌激素的作用下，纤毛细胞宽大，内无分泌颗粒；而在黄体期，受孕激素影响，纤毛细胞变得短小，而上皮的分泌细胞变高，且分泌水平升高。排卵后分泌物从分泌细胞中排出，上皮变矮。此变化从峡部到漏斗部逐渐明显。

2. 肌肉收缩作用　输卵管的节段收缩对卵子运行很重要。输卵管的自发性收缩频率和振幅随着性周期而变化。排卵前自发性收缩微弱，收缩的形式和速度存在个体差异；排卵时收缩最强。

3．神经体液调节　人的输卵管神经末梢能分泌儿茶酚胺和前列腺素，影响输卵管的蠕动和卵子的运行。排卵后去甲肾上腺素的浓度降低，此时卵子已运行到峡部，推测神经末梢局部释放去甲肾上腺素会增加峡部的痉挛和阵发性收缩。而在孕激素的作用下，可能由于抑制了去甲肾上腺素的释放，使峡部的痉挛不出现，有利于受精卵的运输。

第二章

子宫输卵管
造影检查概述

一、子宫输卵管造影术简史

子宫输卵管造影检查（hysterosalpingography，HSG）是指通过向子宫腔和输卵管内注入对比剂后，在X线透视下观察子宫腔和输卵管的显影形态。

子宫输卵管造影术历史悠久，早在1909年，Nemenow即以Lugol液做子宫输卵管造影，此后，该项检查技术经历了多种试剂的发展。

1912 年　Torier 用银胶状物作对比剂。

1923 年　Kennedy 用溴化钠作对比剂。

1923 年　Portre 用 Lipoidol 作对比剂。

1925 年　Mocguot 及 Jusson 用铋剂药膏作对比剂。

1932 年　Tugue 用 Thorotrart 钍作对比剂。

1936 年　Prevot 及 Schultz 用 Perabrodil 作对比剂。

1937 年　Titus Jafel 及 Messer 等用4% Skiodan 加20%的阿拉伯胶、Neustrader，Ehrlich 在 uroselectan B 内加葡萄糖作对比剂。

1940 年　Kjelberg 用50% Perabradrodil 20 ml加2%的Aethocain

20 ml，共40 ml做子宫输卵管造影术，用50% Perabrodil
20 ml加蒸馏水50 ml，共70 ml做子宫输卵管造影及小骨
盆腔造影术。

1951 年 Erboloh 用 Jodol 做成 Jodsol 对比剂。

1954 年 Schulz 和 Erbsloh 用40% Jodipin 加10 ml 20万单位的盘尼
西林加0.5 ml Tween80 混合成黄色液体，用空针在瓶内
反复抽出打入3～4次，使之成为乳白色的混悬液作为对
比剂。

1964 年 百漱和夫等用油性对比剂 Lipiodol。目前油性对比剂国
产常用的有40%碘化油及罂粟乙碘油注射液（国产）
等。水溶性对比剂有碘海醇或碘佛醇。

子宫输卵管造影术的方法也在不断改变，20世纪60年代 Calaudra 改
用16～18号的Foley导尿管和上扎有一5 ml容积的气囊。把Foley导尿管插
入宫颈，让气囊全部进入宫颈，随后注气，可避免宫颈被单钩拉破，且影
像真实，不因子宫颈被单钩牵拉而变狭长，也可避免因牵拉引起的痉挛。

二、子宫输卵管造影术的临床应用

子宫输卵管造影检查作为输卵管通畅度的筛查方法，可观察输卵管
通畅度、输卵管伞端开放状态以及盆腔对比剂弥散情况，从而判断子宫
有无畸形、输卵管有无阻塞及阻塞部位、结节性输卵管炎、输卵管结扎

部位、盆腔有无粘连以及宫颈的机能等。子宫输卵管造影检查目前仍是无创检查输卵管通畅度的金标准[1]。同时，近年发现其对输卵管相关性不孕还有一定的治疗作用[2]。

传统的输卵管通液术是经气或水囊通液管（也可用气或水囊尿管代替）向子宫腔注入液体，根据阻力大小、注入液体的容量、有无回流现象和患者有无痛觉等来判断输卵管是否通畅。但传统的输卵管通液术的诊断作用很差，主观性强，如无法判断单侧或双侧输卵管通畅以及在重度输卵管积水时出现假阴性等，仅有部分医疗条件较差的地区或基层医院仍在以此作为诊断输卵管通畅与否的方法。

三、对比剂的选择

目前子宫输卵管造影术常用的对比剂为碘对比剂，按照物理性状分为两大类：（脂溶性）含碘油剂和（水溶性）含碘水剂。水溶性含碘水剂又分为离子型（如泛影葡胺）和非离子型（碘海醇、碘佛醇和优维显等）。非离子型含碘水剂具有不需要进行碘过敏试验、20 min延迟弥散片（无须单独往返医院）、吸收快（不影响后续治疗）及图像质量较佳等优势。同时，水溶性对比剂还可显示子宫与输卵管黏膜的微细结构，因其渗透压较低，因而引起的刺激和不适相对少而轻。不过，水溶性对比剂因黏滞度较低，流速快，推注后可即刻显影，造成子宫及输卵管的边缘部分显影欠佳，不易观察细微病变，还可因盆腔弥散过快而遗漏对侧输卵管阻塞的诊断。水溶性对比剂操作时需慢速推注、快速摄片（对X线机的摄片速度要求较高。如果能全程录像，则可以通过回看解决对比剂流速快的问题），特别要注意手术医生和放射医生的密切配合，否则可能因多量对比剂弥散遮挡输卵管走行区域而影响读片结果，故对子宫输卵管造影检查的操作要求颇高。由于对比剂黏稠度低，在子宫腔阻力较大时更易从子宫腔反流至阴道，甚至导致导管自子宫腔滑脱，使进入输卵管的对比剂减少而影响显影结果[3]。

相比而言，脂溶性含碘油性对比剂（罂粟乙碘油注射液）因黏滞度大、流速慢，因而对摄片速度要求不高，同时其较低的流动性更有利于进行子宫颈机能检查。但油性对比剂密度较大，附着于子宫及输卵管黏膜后无法显示其细微结构，且需要患者首次拍片后24 h返回医院拍摄延迟弥散片。这是油性对比剂一直以来为人诟病的不利一面。既往文献认为，两种对比剂对输卵管性不孕都有一定的治疗作用，术后都有一定的自然妊娠率。近年来，随着输卵管造影在不孕检查治疗中的升温，人们对输卵管造影及对比剂又开始了深入的研究。近期文献报道提示，使用含碘油剂进行输卵管造影检查的女性后续妊娠率和活产率高于使用含碘水剂行造影检查的女性。2017年发表在《新英格兰医学杂志》（*New England Journal of Medicine*）的一项前瞻性随机对照试验（randomized controlled trial，RCT）也证实，与水溶性对比剂相比，用脂溶性对比剂检查后，孕24周以后的活产率明显增加，为38.8%，而使用水溶性者则为28.1%（RR=1.38，$P<0.001$）[2]。脂溶性对比剂提高妊娠率的机制可能为：①与水溶性对比剂相比，脂溶性对比剂黏稠，可以产生较高的静水压，从而冲开并清除输卵管内的黏液、子宫内膜栓子及疏松粘连；②含碘脂溶性对比剂可能存在一定的抑菌作用，改善子宫腔和盆腔的内环境；③促进输卵管管腔纤毛活动；④抑制腹膜巨噬细胞的精子吞噬以及乳化吸收输卵管内的组织碎屑；⑤进行体外试验时有减缓单核细胞吞噬的作用，提高子宫内膜容受性分子的表达，有利于胚胎着床（Cochrane循证医学研究）。

水溶性对比剂黏稠度低，如输卵管通畅，则很快弥散入盆腔。弥散的对比剂可遮蔽输卵管走行区域，无法判读输卵管形态，从而影响临床诊断。传统的子宫输卵管造影检查为先推注对比剂再摄片，因推注者无法观察对比剂充盈子宫和输卵管并弥散入盆腔时的动态过程，故无法很好地控制推注的量及速度。虽然可以看到大量对比剂弥散于整个盆腔，但输卵管形态以及对比剂到底是由哪一侧输卵管流出的则常常难以判断，得到假阴性的结果。此外，对于较细微的异常，如在造影开始时可见的子宫腔充盈缺损在对比剂大量弥散后难以发现，可造成漏诊。由于妇科医生负责推注对比剂，而由放射科医生负责决定摄片时机，因而常常较为主观，以致无法保证最终的摄片效果，造成日后其他医生读片时的困难。

为了提高子宫输卵管造影术的质量及诊断符合率，英国国立健康与临床优化研究所（National Institute of Health and Clinical Excellence，NICE）在不孕诊治指南中建议应在透视下全程动态观察子宫输卵管造影过程[5]。如果在操作期间手工推注的同时行透视观察，无疑临床医生会受到大量X线辐射的损害。除了考虑诊断的准确性外，也必须考虑医生的安全性问题，因此，近年来有尝试采用自动推注装置进行远程遥控造影的报道。与手工推注相比，用自动注射器行输卵管造影的造影时间短，患者及医生可最大程度地减少X线暴露。与现场推药医生接受的X线辐射量相比，自动推药的防护效果达到98.31%～99.22%[6]，因此自动造影动态观察可提高造影检查的安全性。

然而，当子宫存在明显前或后倾、前屈或后屈以及输卵管存在扭曲或重叠等而使影像显示不佳时，则难以显现子宫腔内病变，输卵管走行也会出现假性形态异常或因重叠而无法辨识，可造成漏诊或误诊。通过调整X线机球管的角度，可以更好地显示子宫腔全貌和输卵管的走行全程，从而提高诊断的准确性[4]。

四、适应证和禁忌证

1．基本作用　了解输卵管是否通畅及其形态、阻塞部位；了解子宫腔形态，确定有无子宫畸形及类型，有无宫腔粘连、子宫黏膜下肌瘤、子宫内膜息肉及异物等。

2．适应证

（1）可疑女性阴道、宫颈、子宫及输卵管等因素所致不孕。

（2）不明原因的复发性流产，在排卵后做造影，以了解宫颈内口是否松弛，宫颈及子宫是否畸形。

（3）输卵管介入再通术术前。

（4）术后和治疗后复查，包括子宫肌瘤切除术后、子宫腺肌症术后及子宫栓塞术后等。

（5）辅助生殖助孕前评估。

（6）输卵管绝育术或ESSURE栓堵术后评估。

3．禁忌证

（1）内、外生殖器急性或亚急性炎症，未治愈的性传播性疾病。

（2）不明原因的进行性子宫出血。

（3）妊娠期和月经期。

（4）停经尚未排除妊娠。

（5）产后、流产或刮宫术后6周内。

（6）碘过敏。

（7）未控制的甲状腺疾病。

（8）哺乳期。

（9）活动性肺结核。

（10）子宫恶性肿瘤。

（11）严重的全身性疾病，不能耐受手术者。

五、检查时间要求、准备及注意事项

1. 时间要求　子宫输卵管造影前需排除妊娠和生殖道炎症，选择于月经干净3~7天内进行。主要由于检查时间过早，子宫内膜处于增生早期，较为薄弱，注射压力稍高即可发生对比剂逆流入血管或淋巴管，影响图像分析，也可能将子宫腔内残存的经血推挤入子宫肌层和输卵管并进入盆腔。如果子宫内膜增厚时进行造影检查，增厚的子宫内膜阻塞间质部输卵管易造成假阳性，而且子宫腔置管容易损伤子宫内膜，脱落的子宫内膜碎片进入输卵管也可造成阻塞的假阳性，或者进入输卵管、腹腔造成医源性子宫内膜异位症，且造影器械解除后子宫内膜容易出血[7]。另外，卵母细胞的最后成熟发生于黄体期，此时开始第一次减数分裂。排卵前行子宫输卵管造影既消除了放射线对受精卵的辐射作用，同时也保护了卵子的发育不受影响。如果在排卵后行此操作，可能会将胚胎拟行冲入输卵管或盆腔而导致宫外孕的发生。

2. 盆腔及阴道分泌物检查　造影前需行妇科查体及分泌物检查，以除外急、慢性生殖道炎症。滴虫、真菌检查阴性及颈管清洁度为Ⅰ~Ⅱ度方可造影。

3. 若用对比剂，需做过敏试验（如泛影葡胺），需提供过敏试验阴性记录。非离子型对比剂和超液化碘化油不要求做碘过敏试验。

4. 输卵管间质部和峡部的管腔较细，肌层较厚，受到刺激后容易发生痉挛。造影前半小时肌内注射阿托品0.5 mg可预防子宫痉挛收缩而压迫输卵管或输卵管痉挛导致的输卵管阻塞的假阳性，并可减轻患者由于置管后水囊充盈，刺激子宫收缩引起的疼痛。

5. 水囊放置的位置以刚好堵闭宫颈内口为宜，一般占据子宫腔的1/2~2/3。如水囊过低，置入宫颈管内，注入对比剂压力高时容易脱管。检查前可根据子宫腔大小适当调整水囊大小。如水囊过大，患者疼痛明显，子宫腔显影受影响；如水囊过小，当输卵管不通或通而不畅时，注入对比剂压力逐渐增加，易造成对比剂向阴道方向反流。

六、检查过程

1. 患者取膀胱截石位，常规消毒外阴和阴道，铺无菌巾，检查子宫的位置及大小。

2. 用阴道窥器扩张阴道，充分暴露宫颈，再次消毒宫颈及阴道穹隆，用宫颈钳钳夹宫颈前唇，探查子宫腔。将双腔球囊输卵管造影导管插入宫颈，向球囊内注入1~3 ml生理盐水或空气，然后拉导管堵紧宫颈内口，不至于使对比剂外溢。将导管连接微量注射泵，设定好注射压力、流速、总量和摄片速率。

3. 拍摄平片定位，并了解盆腔的基本情况。

4. 启动自动注射泵，连续摄片，观察子宫充盈及输卵管各段显影的动态连续影像。当对比剂通过输卵管伞端进入盆腔时即可停止注射对比剂。

5. 撤出导管和窥器。

6. 拍摄延迟弥散片。

7. 术后常规预防感染，并禁性生活2周。

七、造影检查摄片时机的要求

造影检查摄片时机的要求有：

1. 在对比剂充盈子宫腔早期，评价子宫腔内有无充盈缺损。

2. 对比剂完全充盈子宫腔时，评价子宫的整体形态，诊断子宫畸形。

3. 对比剂充盈整个输卵管并弥散入盆腔时，评价整条输卵管的形态，发现输卵管异常如输卵管阻塞或积水等。

4. 在弥散相，根据对比剂的弥散情况进一步明确盆腔粘连或输卵管积水的诊断。水溶性对比剂在20～30 min后拍摄延迟弥散片，油性对比剂则在3～24 h后拍摄。

八、并发症及防治措施

1. 对比剂过敏反应　轻度过敏反应可出现荨麻疹、胸闷、气短、恶心、头晕及面部潮红等。重度过敏反应可出现大片皮疹、皮下或黏膜下水肿、喉头水肿、支气管痉挛、呼吸困难及过敏性休克。按照对比剂过敏反应予以常规处理，使用抗过敏药物如盐酸异丙嗪和地塞米松等，必要时吸氧，维持呼吸和循环功能。

2. 子宫内膜损伤　造影可以出现肌壁、淋巴显影及静脉回流，多为造影压力过高、对比剂用量过大损伤子宫腔内膜所致。如出现这种情况，应立即停止注入对比剂。

3. 人工流产综合征　在造影过程中，患者可出现恶心、呕吐、头晕、气喘、大汗淋漓、血压下降或心律不齐等症状，严重者还可能出现休克，多为造影过程中的刺激引起迷走神经反射所致。术者应注意操作动作轻柔，尽可能减轻对宫颈口和子宫的刺激强度。术前半小时肌内注射阿托品0.5 mg可有一定程度的预防作用。

4. 腹痛及阴道流血　术中及术后可能出现轻至中度的腹部及盆腔疼痛，术后可以有少量阴道流血。上述症状一般持续数小时后消失。腹痛与术中操作损伤子宫内膜和注射对比剂后子宫及输卵管扩张有关，也与对比剂对盆腔黏膜的刺激有关。术后应予腹部热敷。

5. 生殖道及盆腔感染　术后可出现急性阴道炎或盆腔炎的症状，如白带异常、腰腹部持续性疼痛或发热等。应注意术中的无菌操作，术后常规使用抗生素。

6. 对比剂血管或淋巴管逆流　对比剂逆流入血管和淋巴管并非少见。据报道油性对比剂逆流的发生率高于水溶性对比剂，油性对比剂逆流入血管或淋巴管的发生率为0 ~ 6.9%[8]。对比剂逆流的原因主要包括：①子宫或输卵管有器质性病变，如结核或癌肿使组织脆弱，子宫内膜糜烂或破溃等。②盆腔炎性疾病，如结核或炎症引起输卵管黏膜粘连和梗阻。③子宫输卵管造影过程中注射压力过高，药量过多。早期的脂溶性对比剂因纯度问题还增加了对比剂脂质栓塞（个别患者可能造成严重并发症甚至死亡）和肉芽肿形成的风险。使用碘油发生肺栓塞的风险为0.1% ~ 0.8%[9]。患者在造影中出现咳嗽、胸痛、心悸、烦躁、休克及昏迷，可致猝死。但近年来超液化碘油几乎不存在脂质栓塞和肉芽肿形成的风险，在子宫输卵管造影前也无须做碘过敏试验。

第三章

子宫输卵管造影图片的解读要点

子宫输卵管造影检查是不孕不育门诊中评价输卵管通畅度的首选方法。输卵管通畅性评估是基于子宫及输卵管的显影状况，对卵巢和输卵管远端周围对比剂包绕和盆腔弥散情况，推注对比剂过程中阻力大小、对比剂反流、患者疼痛程度及患者的不孕病史等进行综合评估。

解读子宫输卵管造影片时，子宫腔显影主要观察子宫腔有无充盈缺损、毛刺征及位置偏斜。子宫腔显影异常包括：子宫畸形引起的整体子宫腔形态异常，如单角子宫、双角子宫或纵隔子宫等；局部充盈缺损，如子宫内膜息肉、黏膜下肌瘤及宫腔粘连等。输卵管显影主要观察：①输卵管的显影速度（显影缓慢的定义为对比剂充盈管腔后10 s输卵管仍未显影）；②输卵管走行有无迂曲、上举或僵硬；③输卵管形态有无积水、钙化、串珠样改变或显示不清；④对比剂由伞端弥散入腹腔的速度及形态，有无对比剂聚积成团等。

面对一张造影片，阅片者不应该仅仅作为一个读片人去单纯地解读造影片，而是应该站在一个不孕生殖外科医生的角度立体地审视这张图片以及其背后隐藏的多种与不孕相关的信息，比如不孕患者的年龄、不孕的年限、原发还是继发，以及有无自然流产史、多次人工流产史、引产史或盆腔手术史等。一位有着不孕治疗经验的生殖外科医生会结合患者的不孕病史全面评估患者可能存在的不孕病因，读片时脑海中会浮现出盆腔各生殖器官的正常位置和存在不孕因素时可能的异常位置。本章将结合病史及盆腔结局，对常见的子宫输卵管造影图像加以解读。

一、正常子宫-输卵管造影表现

1. 子宫　子宫位置可居中，偏向一侧，前倾或后倾，具有一定的活动度，可因宫颈钳夹、牵扯及推顶等操作而变换位置。正常子宫腔一般呈倒三角形，内壁边缘光滑整齐，无固定的充盈缺损或龛影等异常（图3-1）。子宫腔的形态可随子宫的位置改变而改变。子宫容量一般为5~7 ml，亦可有较大差异。

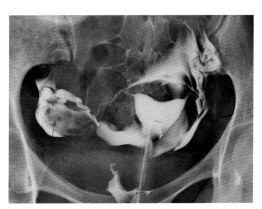

图3-1　正常子宫及双侧输卵管。箭头为对比剂"腹腔涂抹"

2. 输卵管　正常输卵管自子宫角发出，呈水平方向或稍向下走行，至壶腹部时又稍向上行，或在子宫体部两侧弯曲绕行，从内到外，由细到粗，自然柔软。对比剂充盈子宫腔后，从输卵管间质部至伞端逐段显影，自间质部显影到对比剂伞端进入盆腔的时间为2~10 s。输卵管各段显影速度均匀，显影浓淡一致。对比剂经伞部流出后向下进入直肠子宫陷凹呈横行条纹影，在卵巢附近呈波浪状或弧线形阴影，称"腹膜涂抹"（图3-1）。

二、输卵管阻塞的造影表现

输卵管近端阻塞者，在近子宫角部输卵管未显示或部分显示，远端输卵管不显示（图3-2）；远端阻塞者，输卵管近端大部分显示，但远端扩张呈"囊袋或串珠状"，伞端无对比剂溢出，子宫腔对比剂均充盈饱满（图3-3）。当双侧输卵管通而不畅时，伞端溢出的对比剂在盆腔内分布不均匀或两侧不对称，子宫周围对比剂分布不连续，不光滑。

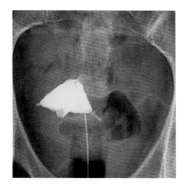

图3-2 双侧输卵管近端阻塞

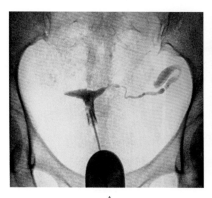

A

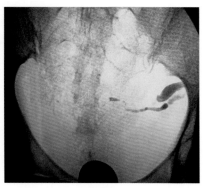

B

图3-3 输卵管阻塞。A. 左侧输卵管远端阻塞；B. 右侧输卵管近端阻塞

第四章

盆腔感染性疾病的造影图片解读

子宫输卵管造影术不仅可以评估输卵管的通畅程度，还可以观察输卵管的形态，并根据输卵管伞端对比剂流出的多少、快慢及形态间接判断输卵管伞端病变的严重程度和输卵管的功能，进而判断输卵管病损的严重与否，评估不孕患者的预后。子宫输卵管造影术是目前公认的最常用的输卵管病变的筛查手段，为输卵管疾病治疗方法的选择提供了依据。

　　在输卵管病变中，以炎症引起的阻塞或通而不畅占首位。输卵管炎引起输卵管粘连、扭曲和阻塞，最终远端形成输卵管积水，使输卵管拾卵和运输精子的功能受损。有时输卵管虽然通畅，但是由于炎症导致输卵管黏膜被破坏，瘢痕组织形成，管壁僵硬，亦同样影响输卵管的正常功能。

第一节　输卵管积水

　　输卵管积水在造影图像上表现为输卵管扭曲、增粗，远端闭锁，壶腹部膨大，似腊肠样或囊袋样，延迟弥散片无对比剂弥散[10]。在通过子宫输卵管造影诊断输卵管积水时，需要临床医生特别重视输卵管延迟弥散片的意义。真正的积水远端是闭锁的，延迟弥散片中积水持续存在，范围不会缩小，且对比剂不会在盆腔中涂抹。反之，如果在延迟弥散片中见到对比剂流入盆腔，那么输卵管积水的诊断要慎重。

　　通过输卵管造影图片还可以判断积水大小及病灶边缘的光滑程度，借此可以判断管壁纤维化及僵硬程度，再结合弥散图片周围粘连，尤其是输卵管管壁周围是否出现"毛玻璃影"（血管淋巴影）等特点，可以对输卵管损伤做出初步的评估。

通过阅读输卵管造影图像中所显示的输卵管积水的特点，可以判断输卵管的病损程度，是需要手术切除还是可以为患者行保守手术。笔者推荐按病变损伤程度将输卵管积水分为两型，即可逆性积水病变和不可逆性积水病变。这种分型的意义在于分型与手术方式以及术后预后密切相关。手术前根据造影片初步评估输卵管损伤严重程度的优势在于：①可以让患者在清醒的状态下大致了解输卵管病变的严重程度以及是否能够保留。②由患者本人决定自己器官的去留，在手术前给出自己的意见。③不会在手术结束后患者因得知失去器官而出现心理问题，有益于患者的身心健康。下面笔者将结合病例，针对这两种不同类型的积水进行解读。在这里笔者强调，本书中笔者是将输卵管造影的图片与患者宫、腹腔镜手术中的实际图片对比，再加上笔者的分析解读，从而让读者有一一对应、非常直观的感受。然而，这些经验只是笔者本人日常工作的体会与积累，建议读者批判地吸收，同时建议大家在日常工作中多读多练，总结出自己的实战经验与体会。

一、可逆性积水

病例1

患者27岁，继发不孕7年，既往剖宫产手术史。

（1）**造影片：**见图4-1。

（2）**造影片解读：**两侧输卵管均显影，远端膨大呈囊袋状改变。延迟弥散片中对比剂未见弥散，双侧输卵管积水诊断明确。进而观察，积水体积较大，推测患者输卵管黏膜受损程度轻，管壁弹性尚可。边缘光滑，病灶周围边界清晰，无血管淋巴影，提示输卵管管壁纤维化程度轻或无，因此属于双侧可逆性积水。

（3）**手术图片：**见图4-2。

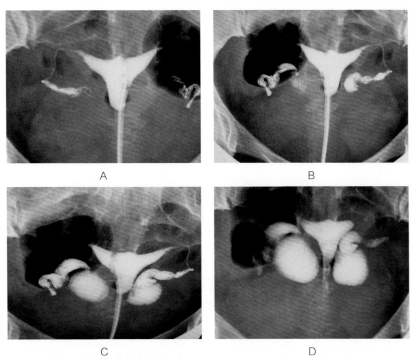

图4-1 子宫输卵管造影图片。A. 子宫及双侧输卵管近端正常显影；B. 双侧输卵管远端显影；C. 双侧输卵管远端膨大呈囊袋状改变；D. 延迟弥散片示无对比剂弥散

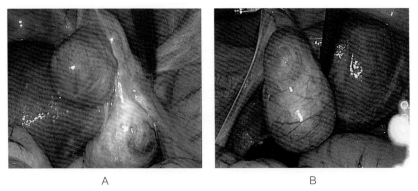

图4-2 腹腔镜图片。可见双侧输卵管远端薄壁积水。A. 右侧输卵管；B. 左侧输卵管

（4）**术中所见：** 手术证明双侧均为薄壁积水，伞端黏膜丰富，输卵管损伤可逆，予以保留，术后自然妊娠，与术前输卵管造影诊断相符合。

病例2

患者31岁，继发不孕2年。既往左侧输卵管异位妊娠，行腹腔镜左侧输卵管开窗保守治疗。

（1）**造影片：** 见图4-3。

（2）**造影片解读：** 双侧输卵管均显影，左侧近端有血管影，考虑可能与造影时推注压力高相关。双侧输卵管远端膨大，左侧区域虽可见对比剂积聚，但并未形成典型囊性结构，且聚集区边缘光滑，周围有大量

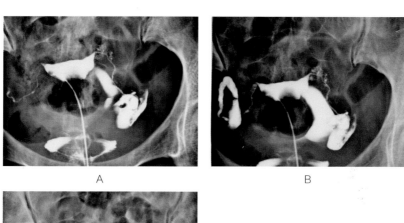

A

B

C

图4-3 子宫输卵管造影图片。A. 子宫及右侧输卵管近端正常显影，左侧输卵管远端有血管影；B. 双侧输卵管远端膨大；C. 延迟弥散片见双侧输卵管远端对比剂积聚，周围多量对比剂溢出

对比剂弥漫分布，说明此区域中液体可以自由流出管腔，无典型积水形成。右侧远端亦可见对比剂溢出，但远端形成囊性区域且存留大量对比剂，说明此区域内液体引流不畅，但因周围仍有对比剂溢出影，故考虑为输卵管伞端不完全阻塞，可能存在内聚或远端粘连。延迟弥散片中盆腔肠影良好，表明没有盆腔内的广泛粘连。整体感觉双侧输卵管远端黏膜损伤为可逆性的。

（3）手术图片：见图4-4。

（4）术中所见：左侧输卵管远端与卵巢粘连，形成不完全积水，打开管壁后可见黏膜丰富。说明此不全积水确实不是病原菌感染所致，而是前一次异位妊娠手术后创面包裹粘连所致。因粘连时间不长，所以没

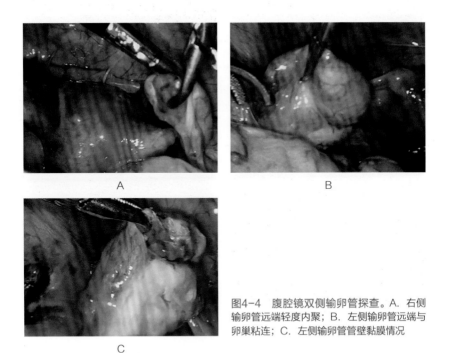

图4-4　腹腔镜双侧输卵管探查。A. 右侧输卵管远端轻度内聚；B. 左侧输卵管远端与卵巢粘连；C. 左侧输卵管壁黏膜情况

有造成管腔黏膜更大的压迫性萎缩，因此黏膜尚丰富。右侧输卵管远端轻度内聚，更像因盆腔粘连所致。结合患者既往左侧异位妊娠保守手术治疗史，考虑患者的积水与前一次手术相关，为医源性。

病例3

患者32岁，继发不孕9个月。既往2次胎儿发育异常，于孕中期引产，9个月前左侧输卵管妊娠，行腹腔镜左侧输卵管切除术。

（1）造影片：见图4-5。

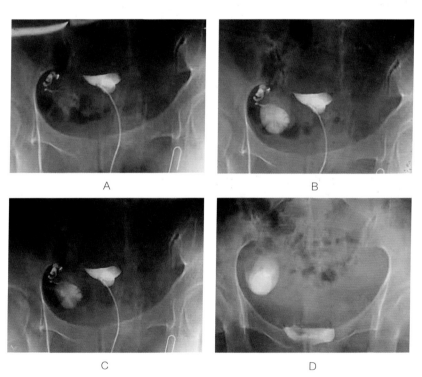

图4-5　子宫输卵管造影图片。A. 左侧输卵管未显影，右侧输卵管近端显影正常；B. 右侧输卵管远端对比剂积聚；C. 右侧输卵管远端无对比剂溢出；D. 延迟弥散片见右侧输卵管远端无对比剂弥散

（2）造影片解读：左侧输卵管未显影，右侧输卵管近端显影良好，远端对比剂积聚，远端无对比剂溢出，为典型右侧输卵管积水。评估积水体积大，边缘光滑，与周围界限清楚，周围不伴有血管淋巴影，为可逆性积水。

（3）手术图片：见图4-6。

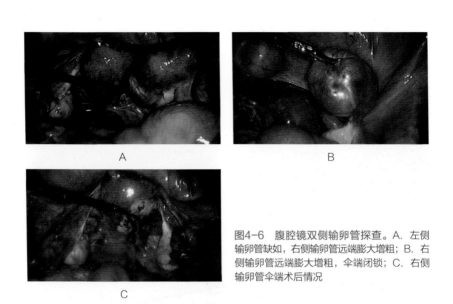

图4-6　腹腔镜双侧输卵管探查。A. 左侧输卵管缺如，右侧输卵管远端膨大增粗；B. 右侧输卵管远端膨大增粗，伞端闭锁；C. 右侧输卵管伞端术后情况

（4）术中所见：左侧输卵管缺如。右侧输卵管远端膨大增粗，轻度伞端闭锁。打开闭锁的伞端，右侧伞端可见黏膜皱襞和稀疏纤毛，遂行保留输卵管的成形手术。

病例4

患者30岁，继发不孕3年，G1P0，人工流产1次，卵巢功能良好。男方精液常规检查正常。

（1）**造影片**：见图4-7。

（2）**造影片解读**：延迟弥散片显示双侧输卵管远端管型不规则，造影剂局部蔓延，说明输卵管远端可能有开口。显影片提示双侧输卵管近端显影良好。右侧输卵管远端膨大但边缘光滑，推测为可修复薄壁积水。左侧输卵管远端有一片对比剂浓厚的实性区域，推测此处管壁增厚、纤维增生，可能损伤较重，但延迟弥散片中左侧输卵管远端可见对比剂溢出，提示远端黏膜可能比较丰富。

（3）**手术图片**：见图4-8。

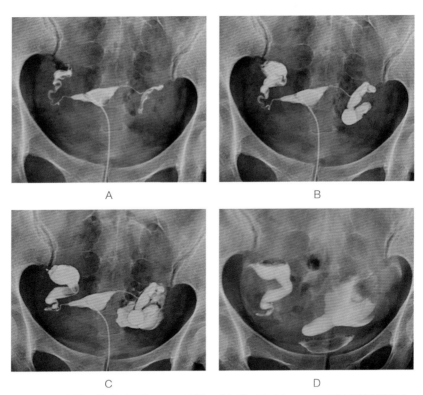

图4-7　子宫输卵管造影图片。A. 双侧输卵管近端显影良好；B. 双侧输卵管远端膨大；C. 左侧输卵管远端对比剂积聚；D. 延迟弥散片示左侧输卵管远端对比剂溢出

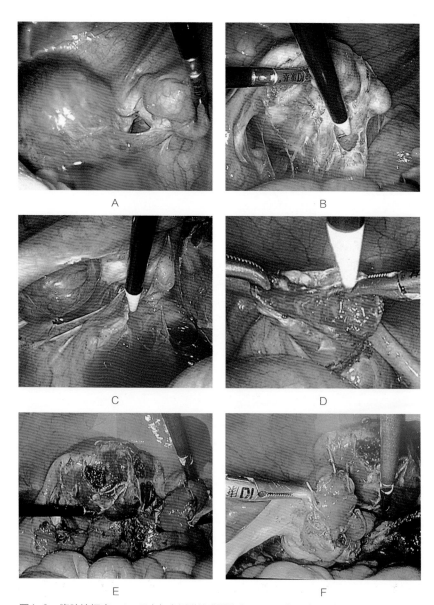

图4-8 腹腔镜探查。A. 子宫与右侧附件膜样粘连；B. 子宫后壁和双侧输卵管与卵巢膜样粘连；C. 左侧附件区包裹粘连；D. 左侧输卵管管腔；E. 右侧输卵管成形后；F. 左侧输卵管成形后

（4）**术中所见：**子宫与双侧附件在子宫后方有多重膜样粘连。对双侧附件区包裹粘连分离前见不到卵巢及输卵管远端。右侧输卵管远端薄壁积水，成形后黏膜丰富，与术前输卵管造影结果相符。左侧输卵管远端闭锁，在闭锁端上方外侧可见管壁明显增厚，内含丰富血运，提示炎性明显，但分离后伞端黏膜丰富，与输卵管造影图像表现相符。

病例5

患者29岁，原发不孕3年，卵巢功能良好。男方精液常规检查正常。

（1）**造影片：**见图4-9。

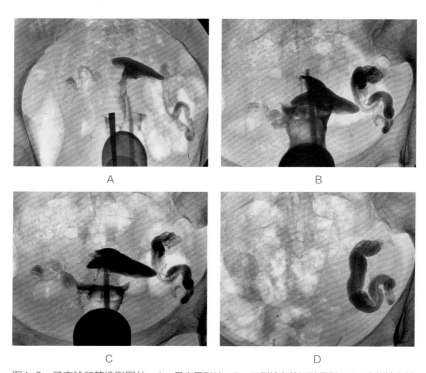

图4-9　子宫输卵管造影图片。A. 子宫显影片；B. 双侧输卵管近端显影；C. 右侧输卵管对比剂均匀分布，左侧输卵管积水样改变；D. 延迟弥散片示左侧输卵管对比剂滞留

（2）**造影片解读**：子宫稍向左偏，显影良好。双侧输卵管近端走行柔和，显影清晰。右侧输卵管对比剂始终呈淡影均匀分布，提示状态较好，伞端黏膜可能较丰富。左侧输卵管呈典型积水管型，特别是延迟弥散片可见清晰管型存留。但无论显影片还是延迟弥散片，呈现的积水管型边缘均光滑，无血管影，对比剂浓淡均匀一致，提示薄壁积水。但左侧输卵管的这种腊肠样改变也预示着：①输卵管全程均有损伤。②输卵管周围粘连可能较致密。因为这种粘连的限制，使得远端的液体无法将原本较薄的输卵管远端扩张成为以往我们观察到的典型积水影像。

（3）**手术图片**：见图4-10。

（4）**术中所见**：可见子宫后壁与双侧附件膜样粘连，双侧输卵管与卵巢膜样粘连。双侧输卵管远端闭锁，右侧最远端可见细孔，供亚甲蓝液体缓慢溢出。左侧输卵管远端闭锁无孔。打开双侧伞端后见黏膜丰

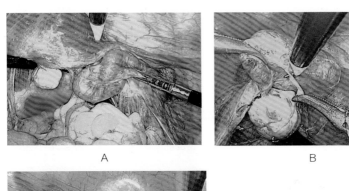

A

B

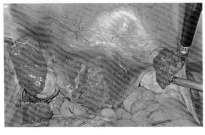

C

图4-10　腹腔镜图片。A. 子宫后壁与右侧卵巢-输卵管粘连；B. 左侧输卵管与卵巢膜样粘连；C. 双侧输卵管伞端成形后改变

富，成形后形态良好。盆腔状态与子宫输卵管造影高度吻合，术前与术后诊断一致。术后1个月患者自然宫内妊娠。

二、不可逆性积水

病例1

患者31岁，原发不孕2年，宫颈沙眼衣原体培养呈阳性。

（1）造影片：见图4-11。

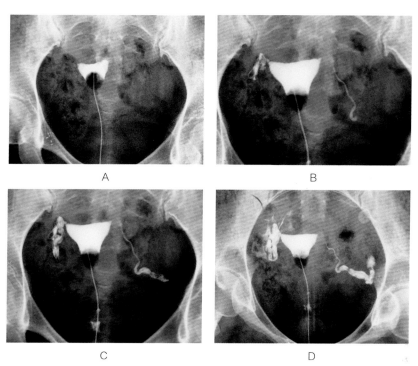

图4-11　子宫输卵管造影图片。A. 子宫显影；B. 双侧输卵管近端显影；C. 右侧输卵管走行迂曲；D. 双侧输卵管最远端可见对比剂溢出

（2）**造影片解读**：右侧输卵管呈折叠状粘连，但远端可见明确对比剂溢出，说明远端伞口至少部分是开放的。伞端部分开放则意味着管腔黏膜没有被积水长时间压迫，可修复性很强，所以判断右侧输卵管为可修复性损伤。然而，左侧输卵管的表现比较特殊。最远端可见对比剂均匀分布，隐约可见伞端黏膜组织，且对比剂呈淡影表现，说明管壁较薄。理论上分析，这应该是一个可修复的Ⅲ期以下损伤的输卵管表现，但仔细观察，可见到在这片淡影积水的上方出现了一个细小的通路连接壶腹部与远端。连接通路的近子宫段形态不规则，出现充盈缺损，呈鹅卵石样外观。笔者认为这是因为输卵管炎症引起管壁内皱襞纤毛的破坏，导致对比剂缓慢通过或对比剂残留所致，考虑为结节性炎性表现。术前告知患者，左侧输卵管可能损伤较重，术中切除的可能性大。术前评估决定：右侧输卵管成形，左侧输卵管切除。

（3）**手术图片**：见图4-12。

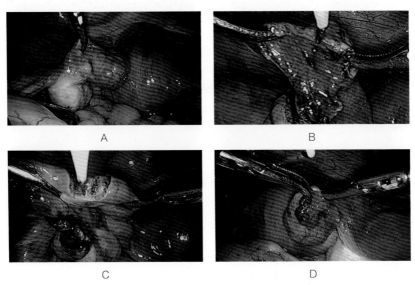

图4-12　腹腔镜手术图片。A. 左侧输卵管积水；B. 左侧输卵管远端形成假伞，与近端管腔不相通；C. 切除左侧输卵管；D. 右侧输卵管成形术后

（4）**术中所见：**术中见左侧输卵管积水，打开后见远端形成假伞，黏膜丰富，但与上方管腔不相通。假伞上方管壁明显增厚，呈结节性炎性表现，僵硬无弹性，管腔内平坦，缺乏皱襞，纤毛稀疏。左侧输卵管损伤严重，予以切除。右侧输卵管周围虽粘连，但因伞口开放，黏膜丰富，与术前评估符合，成形后状态良好，予以保留。

病例2

患者33岁。原发不孕，既往监测排卵，提示有排卵。男方精液未见异常。

（1）**造影片：**见图4-13。

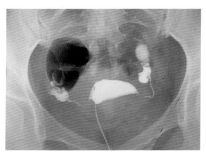

A   B

图4-13 子宫输卵管造影图片。A. 双侧输卵管近端显影良好，双侧远端增粗膨大；B. 左侧输卵管远端边界欠清晰，末端见毛玻璃影；右侧输卵管积水病灶边界清楚

（2）**造影片解读：**双侧输卵管均显影，远端增粗膨大，对比剂积聚，左侧远端边界欠清晰，管壁扭曲，呈结节状，末端见毛玻璃影。右侧积水病变孤立，边界清楚。提示左侧输卵管损伤严重，不可逆，右侧积水病变损伤相对较轻，为可逆性。

（3）**手术图片：**见图4-14。

（4）**术中所见：**术中见双侧输卵管末端闭锁，左侧伞端黏膜缺损，右侧黏膜丰富，与术前造影判断相符合，手术切除左侧输卵管，右侧予以成形保留。

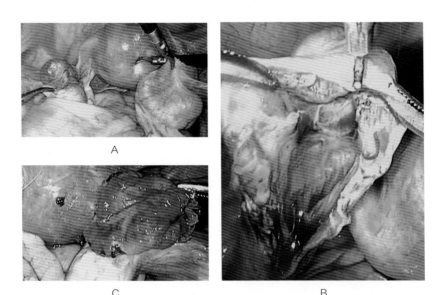

图4-14　腹腔镜手术图片。A. 双侧输卵管末端闭锁；B. 左侧输卵管管壁增厚，黏膜消失，属于损伤Ⅳ期；C. 右侧输卵管管腔黏膜丰富，属于损伤Ⅲ期

病例3

　　患者47岁，继发不孕，既往阑尾炎手术史。

　　（1）造影片：见图4-15。

　　（2）造影片解读：双侧输卵管扩张积水，未见对比剂流出。双侧输卵管积水明确。因双侧远端均可见典型毛玻璃影，左侧对比剂节段性积聚。考虑双侧病变积水严重，不可逆。

　　（3）手术图片：见图4-16。

　　（4）术中所见：术中右侧输卵管为薄壁积水，部分黏膜缺失，可见少量黏膜皱襞。左侧输卵管与卵巢粘连。左侧卵巢见直径2 cm的子宫内膜异位囊肿。左侧输卵管管壁增厚明显，黏膜完全缺失。输卵管重度损伤，不可逆。患者强烈要求保留一侧输卵管，故手术切除左侧输卵管及卵巢子宫内膜异位囊肿，保留尚有部分黏膜皱襞的右侧输卵管，并对其成形修复。随访患者，现已自然妊娠，足月分娩。

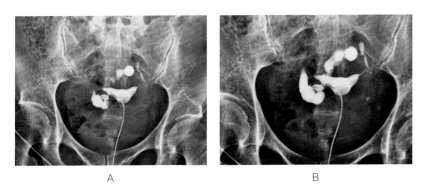

A   B

图4-15　子宫输卵管造影图片。A. 双侧输卵管扩张；B. 双侧输卵管远端见毛玻璃影，左侧输卵管对比剂节段性积聚

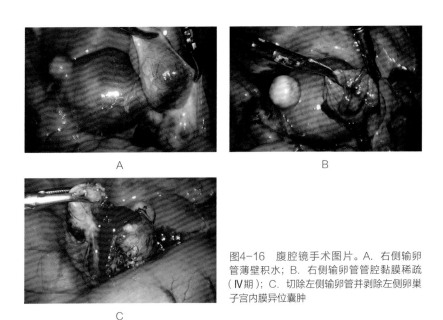

A   B

图4-16　腹腔镜手术图片。A. 右侧输卵管薄壁积水；B. 右侧输卵管管腔黏膜稀疏（Ⅳ期）；C. 切除左侧输卵管并剥除左侧卵巢子宫内膜异位囊肿

C

要点提示

可逆性输卵管积水多表现为薄壁积水，造影图像上出现边缘光滑、孤立、无相邻的异常显影，无毛细血管及淋巴影形成。这种积水的范围较大，是因为输卵管的损伤远未达到管壁增厚、血管新生以及管腔黏膜完全消失的程度，因此管壁的柔韧度良好，形成的积水也相对较大。对这类损伤行输卵管伞端造口成形术的预后较好，北京大学人民医院生殖中心和计划生育科总结这类输卵管病变患者的术后效果较好：宫内妊娠率为42%，术后积水复发率为4.88%[11]。

不可逆性输卵管积水则多为厚壁积水，造影图像显影边缘不光滑，周围可见毛玻璃影，即毛细血管淋巴影，提示输卵管炎症的存在。这是由于厚壁积水常合并输卵管黏膜缺失受损，造影时由于管腔闭锁，对比剂通过受损的黏膜逆流入周围毛细血管或者淋巴管。正常的输卵管管腔内壁平滑，管腔直径均匀。当对比剂通过壶腹部时，可以观察到壶腹部的黏膜皱襞。如果输卵管黏膜病变严重，对比剂就会通过破损的输卵管黏膜进入周围血管，导致出现输卵管周围毛细血管影。文献报道，如果积水的输卵管伞端发现鹅卵石样外观（远端的圆形充盈缺损），则预示管壁内黏膜粘连严重。即使手术恢复解剖结构，也易复发或发生异位妊娠[12]。因此，术前子宫输卵管造影判定积水病变严重时，建议患者手术切除或者结扎输卵管，术后积极寻求体外受精胚胎移植术（in vitro fertilization and embryo transfer，IVF-ET）助孕治疗。

输卵管积水的诊断要点为：第一，重视延迟弥散片的作用。真正的积水由于远端闭锁，延迟弥散片应该显示积水持续存在，并且无对比剂弥散。如果延迟弥散片"积水"消失或者明显缩小，并且发现有对比剂弥散，那么诊断输卵管积水时就需要慎重考虑。比如输卵管憩室，形态学表现为输卵管肌层菲薄或者缺如，造影时对比剂积聚膨出，导致输卵管远端对比剂积聚成团状，或者在壶腹部形成圆形龛影，极易被误判为输卵管积水。然而，这些"积水"在延迟弥散片中不显示，并且存在对比剂弥散。第二，造影图像通过显示输卵管管腔充盈及轮廓评估输卵管黏膜情况，从而判断输卵管积水的病变严重程度，为临床手术方案提供依据，判定病变侧输卵管的预后。

第二节　输卵管粘连性改变

盆腔炎症、盆腹腔手术史及子宫内膜异位症等疾病都可引起盆腔解剖结构改变。盆腔粘连占不孕因素的15%～20%[13]。腹腔镜可直视观察盆腔情况，判断粘连的性质、范围及分布，被认为是诊断盆腔粘连的金标准。以往的经验认为，子宫输卵管造影诊断盆腔粘连可靠性较差，准确度低于50%[14]。盆腔粘连影响盆腔正常的生理解剖结构，粘连带在输卵管周围形成时，导致输卵管扭曲、僵直、管壁增厚、伞端闭锁及输卵管积水。输卵管造影对于盆腔粘连往往不能直接显示，只能通过输卵管走行及延迟摄片盆腔对比剂的弥散程度等间接征象判断盆腔是否粘连。双侧输卵管近端阻塞未能显示输卵管走行，对比剂也不能进入盆腔，故无法对盆腔是否存在粘连进行判断。而国内有学者认为输卵管造影对盆腔粘连的阳性预测值为86.2%[15]。

输卵管造影检查对于盆腔粘连的诊断尚无统一标准。目前广泛引用的是2000年发表在《美国放射学杂志》（*American Journal of Roentgenology*）中的标准，盆腔粘连在造影中的征象包括[16]：①输卵管呈现螺旋状弯曲。②对比剂弥散呈现形状不规则、边缘清楚的积聚。由于盆腔粘连时粘连带阻碍进入盆腔对比剂的流动，引起对比剂局部堆积。③输卵管壶腹部扩张。④输卵管周围的光晕征（输卵管壁显示2个轮廓）。光晕征是由于炎症导致输卵管管壁增厚，对比剂流出伞端后沿增厚的输卵管壁外表面反流表现为双轮廓。⑤输卵管垂直上举。输卵管伞端与盆壁或周围组织粘连，造成输卵管伞端固定于盆腔及周围组织。当伞端粘连位置较高时，子宫输卵管造影可清晰地显示上举的伞端。此时输卵管通畅度虽然可正常，却极有可能影响输卵管伞端的蠕动拾卵功能。⑥子宫固定地偏向盆腔一侧。当以上间接征象中有2项异常，尤其包括输卵管的螺旋形外观和延迟弥散片显示对比剂积聚时，则强烈提示盆腔粘连。如果不合并其他异常，仅仅因为输卵管上举就诊断盆腔粘连是不恰当的，因为正常人群中就有一部分人的输卵管走行向上。

我国影像医学中对输卵管造影诊断盆腔粘连的依据为[17, 18]：①输卵管全程显影，伞端呈扩张积水征，延迟弥散片示伞端碘化油堆积，未见碘化油进入盆腔区涂布，提示输卵管伞端及周围粘连。②输卵管全程显影，碘化油进入盆腔区，延迟弥散片可见部分碘化油进入盆腔区涂抹，输卵管壶腹部见少许碘化油残留，输卵管皱襞毛糙，走行僵直。③输卵管全程显影，碘化油进入盆腔区，延迟弥散片示双侧输卵管内未见碘化油残留，碘化油于盆腔区内弥散受限，呈小片状或团块状堆积。④输卵管全程显影，伞端上举，走行迂曲。

鉴于子宫输卵管造影检查诊断盆腔粘连过程中存在较大的主观性，为了提高诊断的符合率，还需要结合患者的病史和查体等综合考虑。下面将按照盆腔粘连形成的原因、盆腔炎症、盆腹腔手术史及子宫内膜异位症等对不同粘连的造影图片特点加以解读。

一、盆腔炎症性粘连

盆腔炎症性粘连是指炎性病变（包括细菌和病毒等）导致的组织和器官异常粘连情况。盆腔内的组织和器官出现感染后，往往出现水肿、充血以及分泌物增多等情况。如果未能得到有效、及时的治疗，病灶会累及周边组织和器官，出现粘连。盆腔炎症性粘连的造影特征一般包括：①子宫位置异常，如子宫过度倾曲和子宫偏转。②输卵管形态和走行异常。形态异常包括输卵管僵直、僵硬，输卵管壶腹部形态不清。输卵管走行异常包括输卵管高举，伞端高于骶髂关节中部。③盆腔包裹和积液，为对比剂在盆腔延迟弥散片中出现"腹膜涂抹"不均匀，形成的对比剂包裹部分密度高于其他部位且边缘僵直呈多边形。分析原因，以上征象多为盆腔粘连带形成所致。

病例

患者33岁，原发不孕2年，第1次IVF失败。2年前因不孕查体发现盆腔包块，给予腹腔镜下肠粘连松解术+左侧卵巢囊肿剥除术+部分右侧输卵管切除术。术后病理提示：右侧输卵管管壁组织重度慢性炎症，部分区域黏膜萎缩、变薄，呈囊壁样。术后给予IVF-ET助孕，新鲜周期移植1次未孕，剩余4枚胚胎冷冻。

（1）造影片：见图4-17。

（2）造影片解读：双侧输卵管全程显影。右侧壶腹部增粗，呈扩张积水征象。左侧对比剂部分区域积聚，通过缓慢。延迟弥散片示双侧输卵管内未见碘化油残留，可见碘化油在盆腔区内弥散受限。考虑双侧输卵管远端粘连，右侧输卵管可能存在不典型积水。因为弥散中右侧输卵管区域没有积水管型存留，说明其远端一定有破口，使对比剂完全进入盆腔。

（3）手术图片：见图4-18。

（4）术中所见：右侧输卵管与右侧卵巢粘连，远端扭曲、增粗，虽为盲端，但亚甲蓝通液时可见蓝色液体细流溢出最远端。此种状态的识别有助于在术前评估中得知伞端黏膜的丰富程度，而闭锁部位黏膜的多寡直接影响了输卵管损伤的评分以及能否修复和保留。左侧输卵管与左侧卵巢、肠管及盆壁间蚕茧状包裹粘连，但输卵管伞瓣结构良好，无积水形成。术中情况与术前造影判断基本符合。患者既往有慢性炎症病史，累及双侧输卵管，但延迟弥散片显示盆腔并无严重粘连，双侧输卵管远端均可溢出对比剂，因此推测双侧输卵管均可修复与保留。

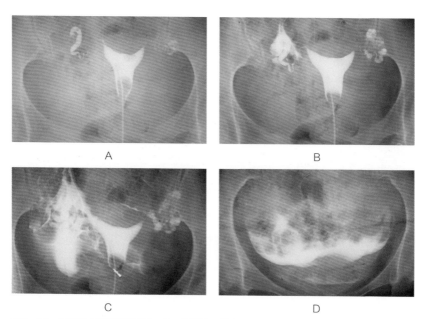

图4-17　子宫输卵管造影图片。A. 双侧输卵管全程显影；B. 右侧输卵管壶腹部增粗，左侧对比剂部分积聚；C. 对比剂在双侧输卵管缓慢通过；D. 延迟弥散片示对比剂在盆腔区内弥散受限

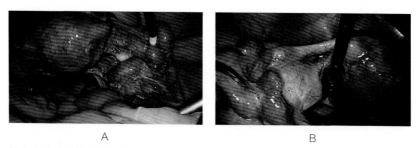

图4-18　腹腔镜手术图片。A. 右侧输卵管远端扭曲、增粗，并与右侧卵巢粘连；B. 左侧输卵管与左侧卵巢、肠管及盆壁包裹粘连

二、盆腔手术后粘连

病例

　　患者29岁，既往腹腔镜下双侧卵巢畸胎瘤剥除术。

　　（1）造影片：见图4-19。

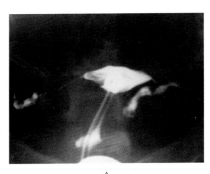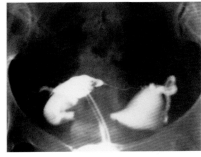

A　　　　　　　　　　　　　B

图4-19　子宫输卵管造影片。A. 子宫左侧偏斜；B. 盆腔对比剂呈团块状积聚

　　（2）造影片解读：子宫明显左侧偏斜，对比剂在盆腔积聚包裹呈团状，考虑是粘连带限制了对比剂在盆腔的流动造成的。但双侧输卵管近端走行柔和，边缘无血管淋巴影，提示输卵管炎症性病变并不严重。而周围的对比剂虽有积聚，但边缘淡薄，涂抹均匀，提示双侧附件区的粘连以膜样为主，并非致密融合的恶性粘连。因此，此造影片提示双侧输卵管基本属于可以保留状态。

　　（3）手术图片：见图4-20。

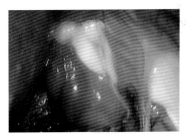

图4-20　腹腔镜手术图片。右侧输卵管伞端黏膜正常

（4）术中所见：双侧输卵管周围粘连，但伞端黏膜正常，分离粘连后输卵管通畅，可予以保留。

三、幼年阑尾炎后粘连

病例1

患者28岁，原发不孕，儿时阑尾炎手术切除治疗。

（1）造影片：见图4-21。

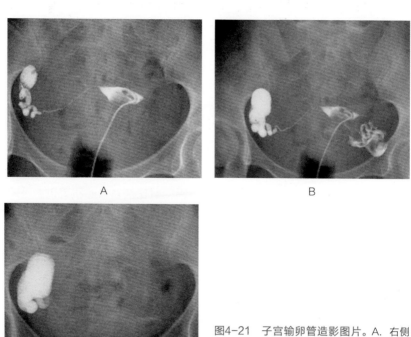

A

B

C

图4-21　子宫输卵管造影图片。A. 右侧输卵管伞端呈扩张；B. 左侧输卵管通畅；C. 延迟弥散片见右侧输卵管积水

（2）**造影片解读：** 右侧输卵管伞端呈扩张积水征，延迟弥散片见对比剂局限性积聚，未进入盆腔区涂抹。左侧输卵管全程显影，延迟弥散片未见对比剂积聚，视为正常通畅输卵管。

（3）**手术图片：** 见图4-22。

（4）**术中所见：** 右侧输卵管与卵巢粘连，右侧输卵管远端积水。左侧输卵管柔软，周围无粘连。术中通液可见亚甲蓝液体自伞端顺利流出。该患者右侧输卵管积水为盆腔粘连而致伞端闭锁引起的，不同于输卵管自身炎症所致改变，伞端黏膜层未被病原菌侵犯，黏膜皱襞较为丰富，可以保留输卵管。术中对该患者分离粘连并行右侧输卵管成形，伞瓣外翻缝合。结合病史，患者右侧粘连与既往右侧阑尾炎手术相关。术后随访，患者已自然妊娠。

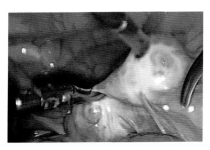

A

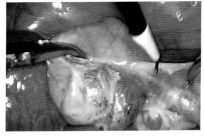

B

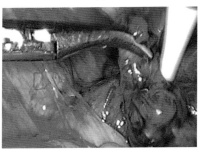

C

图4-22　腹腔镜手术图片。A. 右侧输卵管与卵巢粘连；B. 右侧输卵管远端积水；C. 左侧输卵管亚甲蓝液体顺利流出

患者32岁，继发不孕，6年前自然妊娠顺产1胎，月经规律，卵巢功能良好。

（1）造影片：见图4-23。

（2）造影片解读：子宫及双侧输卵管显影良好，盆腔可见弥散，双侧输卵管均可见阻塞管型。但远端均有对比剂溢出，说明伞口有细小破口，能使积水缓慢渗出。左侧输卵管呈不典型串珠状，但周围并无典型结核性输卵管炎的特征性血管淋巴影。患者无结核病史，无结核性生殖系统感染的典型特征。加之延迟弥散片提示除双侧输卵管粘连管型外，

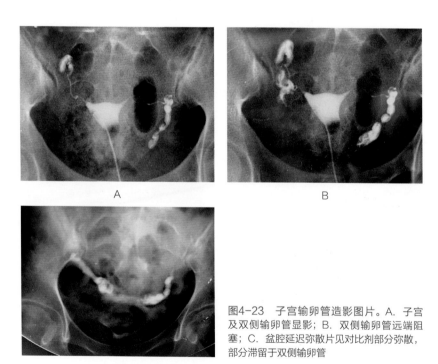

图4-23 子宫输卵管造影图片。A. 子宫及双侧输卵管显影；B. 双侧输卵管远端阻塞；C. 盆腔延迟弥散片见对比剂部分弥散，部分滞留于双侧输卵管

盆腔可见雾状弥散，故不考虑为结核性输卵管炎，仍诊断为输卵管炎性周围粘连。

（3）**手术图片：** 见图4-24。

（4）**术中所见：** 子宫及双侧附件完全被膜状物覆盖，双侧输卵管远端不全闭锁，右侧输卵管如术前输卵管造影提示，远端膜状包裹，因有破孔释放积水，伞端黏膜无明显受压，纤毛丰富，可修复性强。左侧输卵管状态与右侧相同。术后次月自然妊娠。

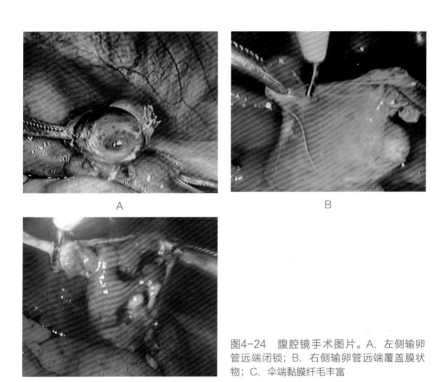

图4-24 腹腔镜手术图片。A. 左侧输卵管远端闭锁；B. 右侧输卵管远端覆盖膜状物；C. 伞端黏膜纤毛丰富

病例3

患者38岁，继发不孕2年，G3P0，既往人工流产3次。

（1）造影片：见图4-25。

（2）造影片解读：显影片中双侧输卵管远端呈积水表现，但延迟弥散片显示仅左侧输卵管远端可见极淡积水影且边缘光滑，提示积水管壁较薄。盆腔弥散较多，虽相对集中，但呈云雾状，盆腔粘连不致密。推测双侧输卵管伞端黏膜均丰富，属于可修复性损伤。

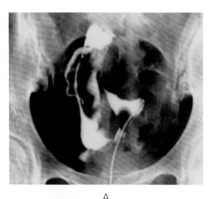

A

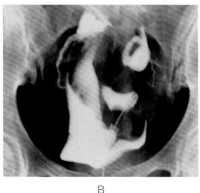

B

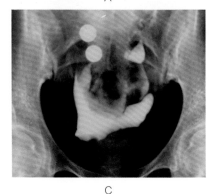

C

图4-25 子宫输卵管造影图片。A. 右侧输卵管积水；B. 左侧输卵管积水；C. 延迟弥散片见左侧输卵管积水

（3）**手术图片：**见图4-26。

（4）**术中所见：**全盆腔覆盖大量膜样粘连。右侧输卵管远端大部分已经闭锁，但可见两个极小的破口，从此破口可见亚甲蓝液体流出。左侧输卵管完全包裹于肠管间，分离后可见伞端状态与右侧相似。手术行双侧输卵管伞端成形，盆腔粘连分解。

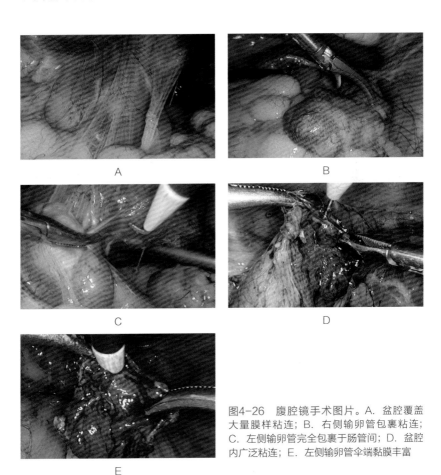

图4-26 腹腔镜手术图片。A. 盆腔覆盖大量膜样粘连；B. 右侧输卵管包裹粘连；C. 左侧输卵管完全包裹于肠管间；D. 盆腔内广泛粘连；E. 左侧输卵管伞端黏膜丰富

病例4

患者35岁，原发不孕5年，G1P0，人工流产1次。

（1）造影片：见图4-27。

（2）造影片解读：子宫及双侧输卵管显影良好。右侧输卵管近端走行良好，壶腹部自然扩张，远端出现暂时闭锁性表现，但可见对比剂在远端溢出。左侧输卵管远端明显扩张，呈典型积水表现，但远端仍可见对比剂溢出，且左侧输卵管表现为被外力强行牵拉至子宫下段附近。最后一张延迟弥散片显示盆腔弥散良好，双侧输卵管远端均无典型积水管型。此现象提示：双侧输卵管远端均为不完全积水，以此推测伞端黏膜丰富，可修复性强。均匀的盆腔弥散说明阴道后穹隆无封闭性致密粘连，盆腔状态良好。

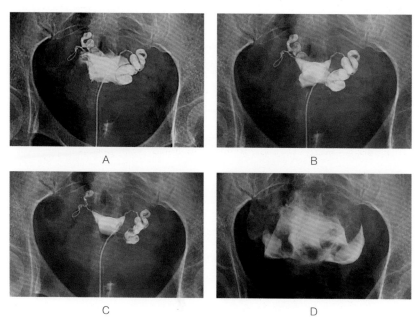

图4-27 子宫输卵管造影图片。A. 子宫及双侧输卵管显影；B. 左侧输卵管壶腹部扩张；C. 双侧输卵管远端有对比剂少量溢出；D. 延迟弥散片显示盆腔弥散均匀

（3）**手术图片**：见图4-28。

（4）**术中所见**：子宫、卵巢与双侧输卵管之间呈膜样粘连。双侧输卵管远端均有亚甲蓝液体渗出。管腔黏膜丰富，予以保留。手术行双侧输卵管伞端成形，术后可尝试自然妊娠。

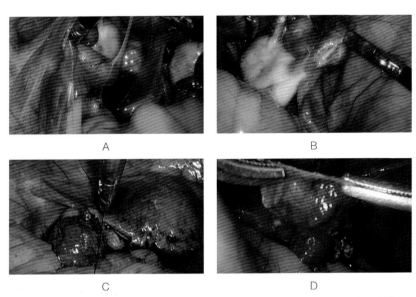

图4-28　腹腔镜手术图片。A. 左侧输卵管与卵巢及盆壁粘连；B. 右侧输卵管与卵巢粘连；C. 左侧输卵管伞端黏膜；D. 延迟弥散片示对比剂弥散均匀，输卵管远端无积水表现

四、子宫内膜异位症性盆腔粘连

子宫内膜异位症引起的盆腔粘连多为广泛粘连。左侧粘连主要发生在左侧输卵管、卵巢与盆壁腹膜及乙状结肠之间；右侧粘连则主要发生在右侧输卵管、卵巢与右阔韧带后叶及盆壁腹膜之间，甚至与阑尾和盲

肠粘连。子宫内膜异位症粘连也可累及输卵管固有韧带、阔韧带与骶骨韧带，造成阴道后穹隆封闭。有时输卵管伞端被强行牵拉到盆底部与后穹隆粘连，有时与卵巢下方的子宫内膜异位症性囊肿致密粘连。但这类粘连的特点为伞端基本不受损，黏膜基本完好。子宫内膜异位症引起不孕的原因主要与卵巢功能受损有关。同时，子宫内膜异位症会引起盆腔内粘连，影响输卵管的功能，如输卵管的拾卵功能。此类病变造影片的特点与粘连性病变较难区分，需特别关注患者的病史。

病例1

患者30岁，原发不孕。5年前查体发现双侧卵巢和子宫囊肿（非纯囊性囊肿），现未避孕未孕1年。

（1）造影片：见图4-29。

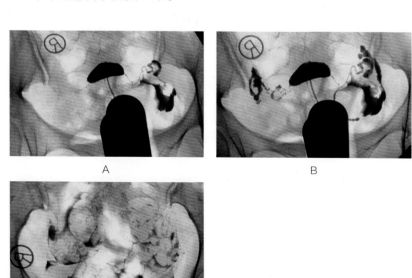

图4-29 子宫输卵管造影图片。A. 左侧输卵管显影；B. 右侧输卵管显影；C. 延迟弥散片

（2）造影片解读：如果不结合病史，单从造影片上似乎看不到太多异常，因为双侧输卵管显影，远端弥散，盆腔可见对比剂广泛分布。但结合双侧卵巢多年非纯囊性囊肿的病史，分析推测盆腔内子宫内膜异位症性炎性反应较重，阴道后穹隆封闭明显（术前行妇科双合诊可辅助诊断）。子宫内膜异位症对盆腔的影响主要以粘连改变盆腔脏器的解剖关系为主，对输卵管伞端黏膜的影响却没有细菌性感染那样大。大部分严重的卵巢巧克力囊肿患者输卵管伞端呈现基本正常的状态。而延迟弥散片中显示的细线包裹的区域实际上为对比剂在炎性滤泡周围滑过时留下的痕迹。这样分析的结果为：双侧输卵管通畅但与周围组织粘连。双侧卵巢与子宫后壁炎症性粘连，盆腔可能存在大量炎性滤泡。

（3）手术图片：见图4-30。

（4）术中所见：术中所见与术前评估基本吻合。子宫与双侧附件在

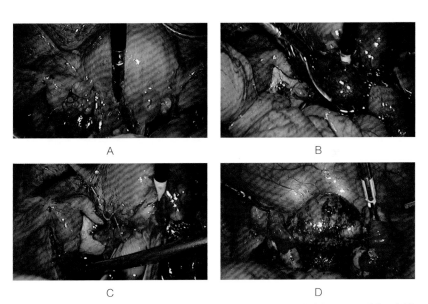

图4-30　腹腔镜手术图片。A. 盆腔大量炎性滤泡；B. 薄壁炎性滤泡；C. 子宫与双侧附件在阴道后穹隆形成封闭性粘连；D. 双侧输卵管通畅

阴道后穹隆形成封闭性粘连。盆腔有大量薄壁的炎性滤泡。双侧输卵管通畅，黏膜丰富。粘连分离后双侧输卵管伞端黏膜丰富，亚甲蓝通液通畅。对于复杂病例，如子宫内膜异位症相关的不孕患者，造影片的解读不能仅从片中找到答案，而是应该结合病史和体征综合分析。

病例2

患者31岁，婚后未避孕未孕半年，妇科检查提示盆腔严重粘连，阴道后穹隆封闭。B超示双侧卵巢子宫内膜异位症性囊肿，双侧输卵管积水不除外。男方精液常规检查正常。

（1）造影片：见图4-31。

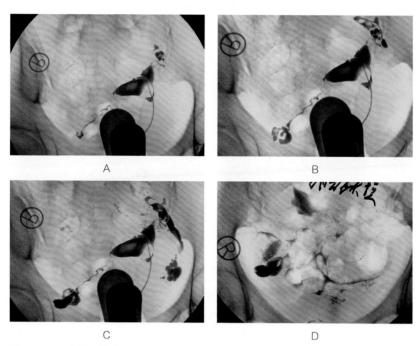

图4-31　子宫输卵管造影图片。A. 子宫偏向左侧；B. 双侧输卵管显影；C. 右侧输卵管远端对比剂积聚，左侧输卵管远端有对比剂流出；D. 延迟弥散片示右侧输卵管积水，上方可见血管影

（2）**造影片解读：**此患者的子宫极度偏向左侧。24 h后右侧输卵管区域仍有积水管型存在，说明右侧输卵管确实存在真性积水，而非壶腹部扩张导致的假性积水表现。同时，延迟弥散片可见左侧盆腔出现细线状薄壁滤泡轮廓影，在右侧输卵管伞端积水上方可见血管影，据此推断盆腔粘连极为严重，右侧输卵管切除的可能性较大。

（3）**手术图片：**见图4-32。

（4）**术中所见：**双侧卵巢在子宫后方致密粘连。左侧肠管粘连覆盖同侧附件。左侧卵巢与左侧阔韧带后叶粘连，下方与骶骨韧带及肠管粘连。左侧输卵管近端与卵巢粘连，伞端形态良好。右侧输卵管与卵巢包裹融合成一体，看不到正常的卵巢与输卵管形态。此粘连团与对侧附件、右侧圆韧带、固有韧带及阔韧带后叶致密粘连。但分离出右侧输卵

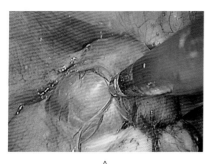
A

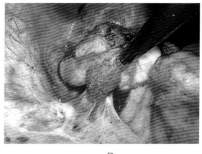
B

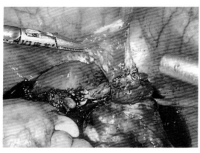
C

图4-32　腹腔镜手术图片。A. 左侧输卵管肠管粘连；B. 左侧输卵管伞；C. 右侧输卵管与卵巢粘连

管切除时发现右侧输卵管伞端黏膜依然丰富，这也是子宫内膜异位症性输卵管周围粘连的典型特点。手术切除右侧输卵管。分离粘连，剥除左侧卵巢囊肿。亚甲蓝通液左侧通畅。

病例3

患者29岁，原发不孕3年。

患者于外院诊断双侧输卵管积水，转至我院就诊，卵巢功能良好。男方精液常规检查正常。

（1）造影片：见图4-33。

（2）造影片解读：阅片后考虑双侧输卵管显影良好。下面我详细解读一下这组造影片。

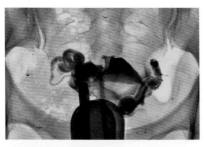

A   B

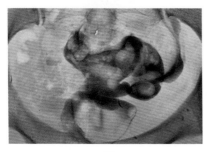

C

图4-33 子宫输卵管造影图片。A. 双侧输卵管显影；B. 双侧输卵管壶腹部增粗；C. 延迟弥散片示对比剂均匀弥散

①左侧输卵管远端膨隆，但边缘极光滑，说明管壁不厚，管腔黏膜可能比较丰富。

②左侧输卵管似有外力被拉向下方，远端可见对比剂溢出，说明输卵管外部的粘连比较重，内部损伤可能并不严重。

③右侧输卵管壶腹部增粗，边缘光滑。在输卵管与子宫之间可见大面积对比剂积聚区。这种大量积聚的对比剂预示着输卵管远端通畅度良好，所以可修复性强。

④延迟弥散片可见对比剂均匀弥散于盆腔，并无代表管壁严重病变的毛细血管及淋巴血管影。

⑤随时间推移，对比剂弥散越发均匀，其机制可能与盆腔肠管的蠕动相关。盆腔均匀的对比剂分布也表明盆腔中肠管的粘连不是特别严重。

（3）手术图片：见图4-34。

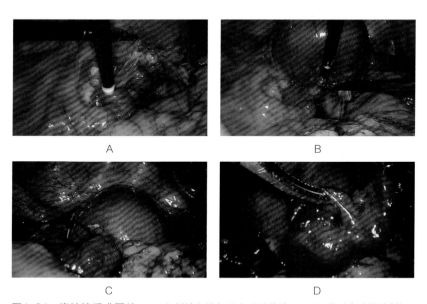

图4-34 腹腔镜手术图片。A. 左侧输卵管与子宫后壁粘连；B. 阴道后穹隆粘连封闭；C. 左侧输卵管伞端黏膜；D. 右侧输卵管远端微小病变

（4）术中所见：典型的子宫内膜异位症性炎性盆腔及输卵管粘连的表现为：

①伞端虽然严重与周围组织粘连，但黏膜保存完好，符合子宫内膜异位症输卵管损伤的特征。

②阴道后穹隆封闭，与子宫呈压缩式粘连。

③子宫骶韧带、卵巢固有韧带及阔韧带后叶三者在子宫后方融合粘连。

④输卵管远端囊括所有可能出现的微小炎性病变，包括黏膜桥、浆膜桥、炎性滤泡、管腔囊肿、副开口和副伞。

病例4

患者30岁，未避孕未孕9个月。3年前因左侧卵巢子宫内膜异位症囊肿行开腹肿物剥除术。术后曾用GnRH-a注射用醋酸曲普瑞林（达菲林）治疗4个周期。

（1）造影片：见图4-35。

（2）造影片解读：左侧输卵管远端未显影，右侧输卵管高举，壶腹部卷曲、增粗，但在延迟弥散片中可见对比剂在盆腔中涂抹。考虑右侧输卵管周围粘连，无积水形成。因患者为卵巢子宫内膜异位症囊肿术后的不孕患者，应以尽快妊娠为主要目的，尽量不采取对卵巢可能造成进一步伤害的手术处理，故阅片后建议患者尽快行IVF-ET助孕。

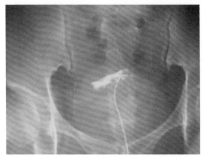

A

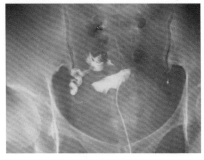

B

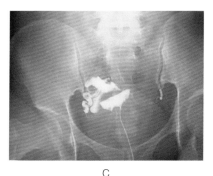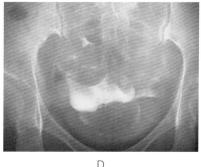

C　　　　　　　　　　　　　　　　　　D

图4-35　子宫输卵管造影图片。A. 子宫显影；B. 双侧输卵管显影；C. 右侧输卵管壶腹部卷曲、增粗；D. 延迟弥散片示对比剂均匀弥散

五、输卵管异位妊娠后相关粘连

　　盆腔手术后组织修复，出现盆腔粘连在所难免。对于既往因输卵管异位妊娠行保守手术治疗的患者，强烈建议行输卵管造影检查。尤其是术后继发不孕的患者，应该明确盆腔情况后再做进一步处理。在输卵管异位妊娠手术的治疗中，要求术者严格遵循输卵管手术的微创原则，包括轻提组织及严格止血等。如若不然，可因术后粘连造成再次异位妊娠。如创面处理不当，严重者导致断端愈合，积水形成。不仅保留的输卵管没有功能，还会降低对侧输卵管拾卵后的妊娠率。

病例1

　　患者33岁，继发不孕1年。既往右侧输卵管妊娠史，行腹腔镜下右侧输卵管开窗取胚术。

（1）**造影片**：见图4-36。

（2）**造影片解读**：右侧输卵管远端对比剂积聚成团，延迟弥散片可见对比剂积聚，未流入盆腔。左侧输卵管高举，但延迟弥散片示对比剂进入盆腔涂抹。考虑右侧输卵管积水，左侧输卵管可能存在因前一次手术导致的部分粘连，但输卵管的自身形态及功能几无损伤。

（3）**手术图片**：见图4-37。

（4）**术中所见**：术中见左侧输卵管管壁柔软，伞端黏膜丰富。右侧输卵管壶腹部以远为盲端，右侧输卵管与卵巢及右侧盆壁粘连，术中行右侧输卵管切除。

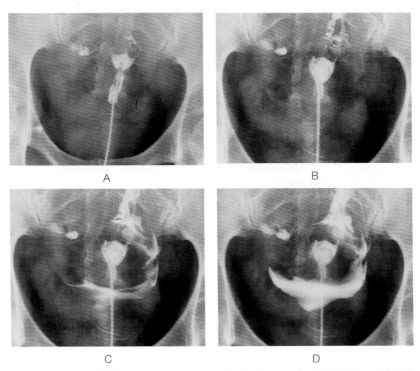

A

B

C

D

图4-36　子宫输卵管造影图片。A. 双侧输卵管近端显影；B. 右侧输卵管远端对比剂积聚成团，左侧输卵管高举；C. 右侧输卵管远端对比剂持续积聚；D. 延迟弥散片见左侧输卵管远端对比剂流出

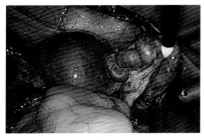 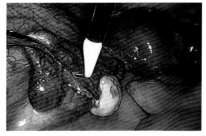

A   B

图4-37　腹腔镜手术图片。A. 右侧输卵管积水；B. 左侧输卵管通畅

病例2

　　患者26岁，右侧输卵管妊娠保守性手术后4个月，B超及造影均提示右侧输卵管积水。

　　（1）**造影片：**见图4-38。

　　（2）**造影片解读：**子宫稍向左偏，显影良好。左侧输卵管纤细但全程显影，远端可见对比剂溢出。右侧输卵管壶腹部缓慢扩张，直至完全出现积水管型，但边缘光滑，无血管和淋巴影，提示管腔受损不明显。延迟弥散片示右侧输卵管管腔内对比剂外渗，积水失去张力，提示远端并未完全梗阻。

　　（3）**手术图片：**见图4-39。

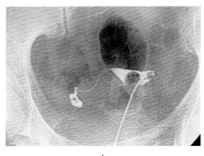 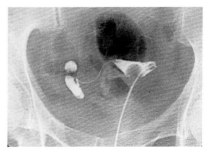

A   B

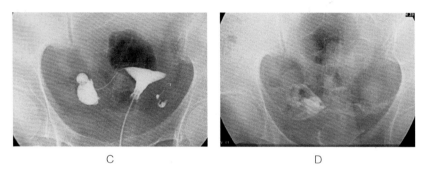

图4-38 子宫输卵管造影图片。A. 右侧输卵管显影；B. 右侧输卵管远端扩张积水；C. 左侧输卵管全程显影；D. 延迟弥散片示右侧输卵管管腔内对比剂外渗

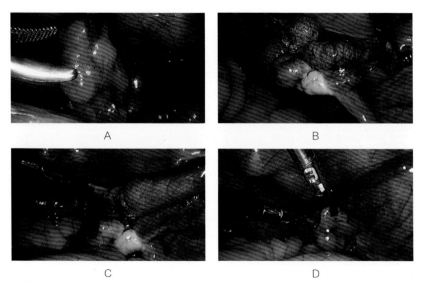

图4-39 腹腔镜手术图片。A. 左侧输卵管正常；B. 右侧输卵管积水；C. 右侧输卵管断裂；D. 右侧输卵管术后改变

（4）术中所见：子宫及盆腔状态良好。左侧输卵管外观及伞端形态正常。右侧输卵管前一次手术部位断裂，近子宫端形成积水。征求家属意见，坚决要求保留积水侧输卵管。遂行输卵管断端部分切除加吻合，术后亚甲蓝通液通畅度良好。术后自然妊娠，足月分娩。

病例3

患者34岁，左侧输卵管妊娠保守手术后1年。

（1）**造影片：**见图4-40。

（2）**造影片解读：**子宫显影良好，左侧输卵管首先显影，远端闭锁。右侧输卵管滞后显影，同样显示远端积水管型。双侧输卵管积水表面光滑，张力好，无血管和淋巴影，提示非严重细菌性输卵管损伤，可修复性好。

（3）**手术图片：**见图4-41。

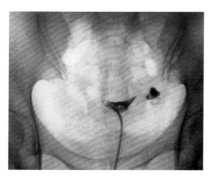

A

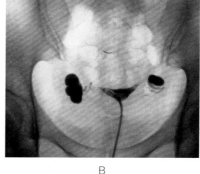

B

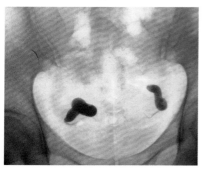

C

图4-40　子宫输卵管造影图片。A. 左侧输卵管显影；B. 双侧输卵管积水；C. 双侧输卵管周围无血管和淋巴影

（4）**术中所见**：子宫及盆腔状态良好，无粘连形成。左侧输卵管伞端形态良好，壶腹部断裂，可见前一次手术缝合线结。右侧输卵管远端闭锁，表面光滑。打开远端后见腔内黏膜丰富，管壁薄，为三期损伤，与子宫输卵管造影吻合。手术行左侧输卵管吻合，右侧输卵管伞端成形。术后亚甲蓝通液双侧通畅。

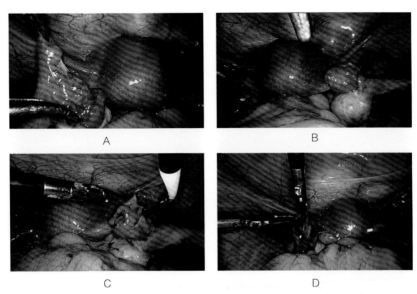

图4-41 腹腔镜手术图片。A. 左侧输卵管，壶腹部断裂；B. 右侧输卵管远端闭锁；C. 右侧输卵管术后；D. 左侧输卵管术后

病例4

患者33岁，右侧输卵管妊娠保守手术后1年。

（1）**造影片**：见图4-42。

（2）**造影片解读**：子宫显影基本正常。右侧输卵管壶腹部增粗，呈腊肠样改变，但边缘光滑，无血管影，提示输卵管本身损伤并不严重。虽远端闭锁，积水形成，但仍属于可修复性病变。左侧输卵管近端走行柔和，壶腹部自然增粗，但远端对比剂局部积集，分布均匀，且边缘光滑，也无血管和淋巴影，提示为左侧输卵管局部包裹粘连，但伞端通畅，据此可推测左侧输卵管为可修复性病变。延迟弥散片可见对比剂进入盆腔呈雾状涂抹，并见肠影，提示无明显盆腔粘连。

（3）手术图片：见图4-43。

（4）术中所见：盆腔子宫内膜异位症，左侧肠管与盆壁大面积粘连。左侧输卵管壶腹部肌层极为菲薄，伞端通畅。右侧输卵管断裂，近端积水。双侧输卵管状态与术前输卵管造影符合。

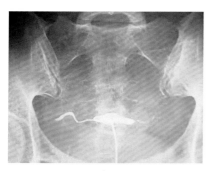

A

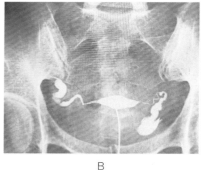

B

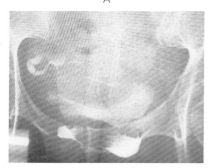

C

图4-42 子宫输卵管造影图片。A. 子宫及双侧输卵管近端显影；B. 双侧输卵管壶腹部扩张，左侧远端对比剂流出；C. 延迟弥散片见对比剂涂抹

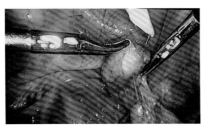
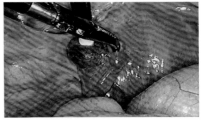

A   B

图4-43　腹腔镜手术图片。A. 右侧输卵管近端积水；B. 左侧输卵管壶腹部肌层菲薄

病例5

　　患者32岁，左侧输卵管妊娠保守性术后2年未孕。

　　（1）造影片：见图4-44。

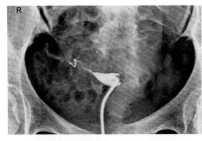
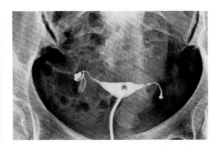

A   B

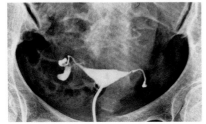

图4-44　子宫输卵管造影图片。A. 子宫显影；B. 左侧输卵管壶腹部以远阻塞；C. 右侧输卵管积水

C

（2）造影片解读：子宫显影良好，周边无明显粘连迹象。左侧输卵管壶腹部以远未显影，符合手术后形成输卵管断裂的诊断。右侧输卵管从壶腹部起明显增粗，形态不规则，虽边缘清晰，无明显血管和淋巴影，但整体管腔缩短。此例患者如无右侧输卵管积水，应直接选择IVF-ET治疗。但因右侧输卵管出现典型积水，故必须先手术处理。

（3）手术图片：见图4-45。

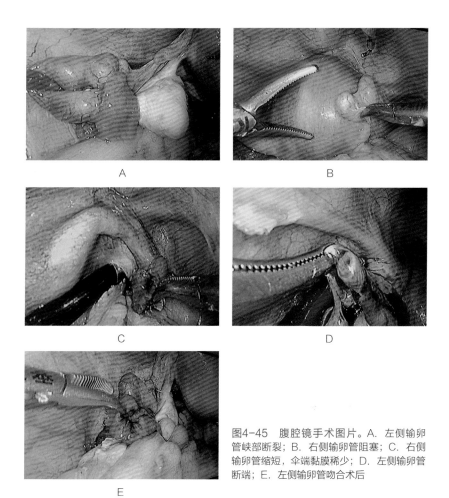

图4-45 腹腔镜手术图片。A. 左侧输卵管峡部断裂；B. 右侧输卵管阻塞；C. 右侧输卵管缩短，伞端黏膜稀少；D. 左侧输卵管断端；E. 左侧输卵管吻合术后

（4）**术中所见**：术中见盆腔及子宫状态良好，病变局限于双侧输卵管。左侧输卵管峡部断裂，壶腹部及伞端状态良好。因右侧输卵管修复后状态不佳，征得患者家属同意后吻合修复左侧输卵管。右侧输卵管自壶腹部起增粗膨大，远端完全闭锁，积水形成且整体输卵管缩短，伞端黏膜欠丰富。按输卵管损伤分期，属于Ⅲ～Ⅳ期，原则上应切除。但因患者及家属强烈要求保留无宫外孕病史侧的输卵管，遂行右侧输卵管整形联合左侧输卵管吻合术。为防止左侧输卵管吻合口修复欠佳导致再次宫外孕发生，术后嘱避孕3个月后尝试自然妊娠。

六、盆腔结核性粘连

病例

患者32岁，继发不孕2年。男方精液常规检查正常。患者6年前患结核性胸膜炎，抗结核治疗后缓解。

（1）**造影片**：见图4-46。

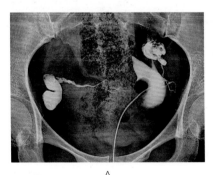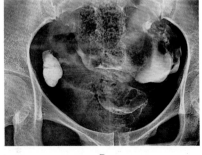

A	B

图4-46 子宫输卵管造影图片。A. 双侧输卵管远端扩张积水改变；B. 延迟弥散片示右侧输卵管积水，左侧输卵管部分对比剂溢出

（2）**造影片解读**：子宫右偏，充盈尚好。双侧输卵管近端走行柔和，远端积水样扩张，但边缘光滑，无血管影。尽管患者既往有结核性胸膜炎病史，但造影表现不符合。延迟弥散片显示右侧输卵管远端薄壁积水，左侧输卵管远端不完全积水。本例虽有结核性盆腔炎病史，但造影片提示双侧输卵管损伤均在Ⅲ期以下，属于可修复范围，故术前决定保留输卵管。

（3）**手术图片**：见图4-47。

（4）**术中所见**：子宫位置居中，盆腔无明显粘连。双侧输卵管远端闭锁，但均有细小开口，可见亚甲蓝液体流出，故伞端组织无受压痕

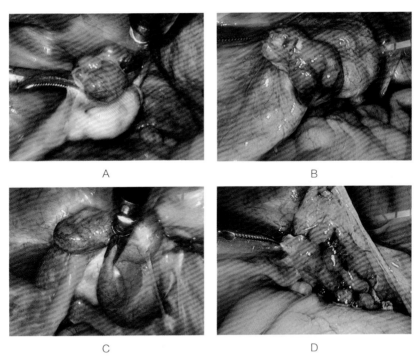

图4-47　腹腔镜手术图片。A. 左侧输卵管远端闭锁；B. 左侧输卵管远端亚甲蓝液体流出；C. 右侧输卵管远端闭锁；D. 右侧输卵管伞端黏膜丰富

迹。黏膜丰富，可修复。术中情况与造影显示高度吻合。考虑患者虽有结核性胸膜炎病史，但发病时年轻，机体修复能力强，整体损伤不重。因此，子宫输卵管造影可提示更为精确的盆腔情况。

第三节　输卵管结核

生殖系统结核是引起女性不孕的重要原因之一。有研究数据显示生殖系统结核占不孕原因的13%[19]。地域和社会经济情况的不同，结核的发病率亦不相同。该病在发展中国家较为突出[20]。由于没有明显的临床表现，绝大多数感染者是在行不孕的相关检查时偶然发现的，因此，该病的实际发病率可能更高。生殖系统结核多由肺部或其他部位的结核血行转移而来。最常侵犯输卵管（95%~100%），其次是子宫内膜（50%~60%），卵巢（20%）和宫颈（5%）较为少见[21]。生殖系统结核患者多表现为不孕，月经失调或闭经，阴道排液，盆腔包块，异常子宫出血，不明原因的发热、体重下降或者伴有慢性盆腔痛。

子宫输卵管造影对输卵管结核的诊断具有重要意义[22]。输卵管结核引起的输卵管病变多为双侧且不对称。受累部位及严重程度不同，输卵管造影片表现亦不同。管壁内干酪样溃疡形成导致输卵管轮廓不规则，表面凸凹不平或憩室样改变。壶腹部憩室表现为簇丛状玫瑰花瓣样外观，峡部憩室样改变与结节性峡部输卵管炎表现相似，但是结核导致的憩室直径更大，表现为不对称性，而且往往不局限在峡部[23]。输卵管阻塞是输卵管结核最多见的表现，峡部及壶腹部是最易受累部位。输卵管走行区多处缩窄，形成串珠样改变。病变长期损害可导致输卵管黏膜粘连、外翻呈烟斗柄状[24]。输卵管管腔扩张及伞端黏膜皱襞增厚是输卵管结核的另一种常见改变。输卵管造影表现为壶腹部花瓣状外观或高尔夫球棒状扩张。病变进展，输卵管腔内瘢痕形成，子宫输卵管造影可表现为管腔内鹅卵石样充盈缺损，形成豹皮样改变。

结核慢性期或急性病变反复发作，造成输卵管周围粘连，使得对比剂从固定的输卵管远端垂直弥散，输卵管也可表现为多发扭曲或螺丝锥样改变。输卵管外观扭曲或螺丝锥样、输卵管周围晕环征、输卵管形态固定以及对比剂局限性外溢等均提示输卵管周围粘连存在。

输卵管结核X线平片常可显示盆腔内淋巴结钙化或输卵管走行区的钙化灶，需要与盆腔肿块钙化、子宫肌瘤钙化、泌尿系钙化、盆腔静脉石以及卵巢畸胎瘤的钙化相鉴别。盆腔淋巴结钙化常常表现为单个或多个圆形、不规则形或桑葚样外观。输卵管钙化常常在输卵管走行区呈微小线状分布，有时一侧或双侧输卵管-卵巢结核性脓肿形成，易误认为肿块。

输卵管造影出现静脉淋巴管逆流提示内膜被破坏，溃疡形成，虽然不是子宫内膜结核的特异性表现，但是月经早期出现对比剂逆流提示子宫内膜结核的可能[25]。Farrokh等[24]将子宫输卵管造影诊断盆腔结核的标准总结如下：①淋巴结钙化或附件区不规则钙化灶。②输卵管峡部及壶腹部阻塞。③输卵管走行区多处缩窄或串珠样改变。④输卵管伞端外翻呈烟斗柄。⑤输卵管形态僵硬，走行如钢丝状。⑥壶腹部轻到中度扩张，呈高尔夫球棒状。⑦壶腹部憩室表现为簇丛状玫瑰花瓣样外观。⑧无流产或诊刮史者出现宫腔粘连，宫腔形态异常，甚至宫腔闭塞。

盆腔结核造影表现多样。在临床实际中，造影图片表现为典型串珠样改变较为少见，最常见的造影图像为输卵管近端阻塞或者远端扩张，输卵管僵硬和对比剂逆流。下面将结合4个典型案例，提高对盆腔结核输卵管造影图片的识别。

病例1

患者27岁，原发不孕，多囊卵巢综合征。既往4次IVF-ET均未孕，否认结核病史。

（1）造影片：见图4-48。

（2）造影片解读：输卵管扭曲，壶腹部无增粗，远端呈结节性改变，边缘粗糙。宫旁见大量血管静脉影。延迟弥散片示对比剂涂抹。

（3）手术图片：见图4-49。

（4）术中所见：盆腔见大量干酪样坏死物，双侧输卵管典型结核性炎症损伤，对病变输卵管予以切除。病理证实为结核病损，术后建议患者规律抗结核治疗。

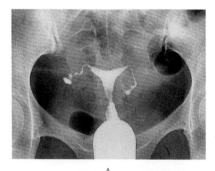

A

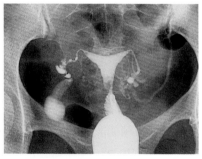

B

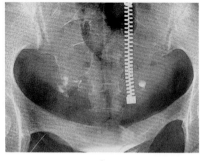

C

图4-48　子宫输卵管造影图片。A. 双侧输卵管显影；B. 双侧输卵管远端呈结节性改变，伴血管影；C. 延迟弥散片示对比剂涂抹

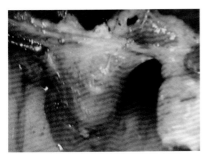
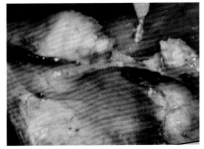

A	B

图4-49　腹腔镜手术图片。A. 输卵管干酪样坏死物；B. 对病变输卵管予以切除

病例2

患者31岁，原发不孕。

（1）**造影片**：见图4-50。

（2）**造影片解读**：双侧输卵管壶腹部扩张，典型花瓣状改变，输卵管延迟弥散片示无对比剂溢出，提示双侧输卵管阻塞。整体造影片给人杂乱的印象。

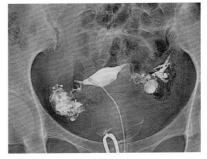

A

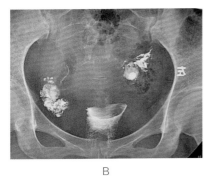
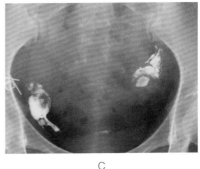

B	C

图4-50　子宫输卵管造影图片。A. 子宫显影，双侧输卵管壶腹部扩张；B. 双侧输卵管远端花瓣状改变；C. 延迟弥散片示无对比剂溢出

（3）手术图片：见图4-51。

（4）术中所见：盆腔广泛致密粘连，输卵管典型干酪样结核病灶。术中分离输卵管与子宫粘连，见大量干酪样坏死物流出。

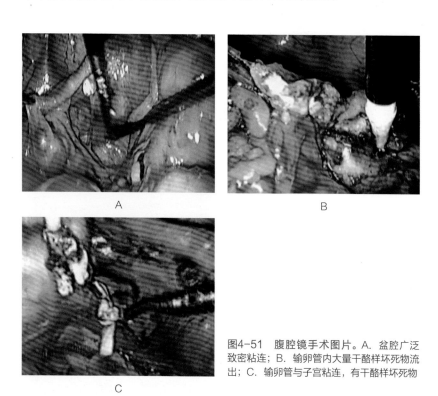

A

B

C

图4-51　腹腔镜手术图片。A. 盆腔广泛致密粘连；B. 输卵管内大量干酪样坏死物流出；C. 输卵管与子宫粘连，有干酪样坏死物

病例3

患者32岁，原发不孕5年。17岁时因胸膜炎行胸腔穿刺引流术。2016年患肠梗阻，给予保守治疗。

经阴道超声检查（transvaginal ultrasonography，TVS）示子宫前位5.0 cm×4.3 cm×4.0 cm，表面不平，回声不均，左侧壁低回声结节，

直径3.0 cm，内膜回声中等厚，为0.6 cm。右侧卵巢示外前方管道状包块，范围为0.8 cm×0.9 cm×1.9 cm，最粗管径为0.6 cm。

（1）造影片：见图4-52。

（2）造影片解读：右侧输卵管间质部梗阻；左侧输卵管积水；延迟弥散片见右侧输卵管形态固定，对比剂局限性外溢，浓淡不均，边缘不规则。左侧附件周围还可见光滑的淡影区域，提示盆腔膜样包裹。总体造影片感觉盆腔情况复杂、不可控，双侧输卵管保留几无可能。结合患者的结核病史，初步诊断为不可逆性结核性输卵管炎。

（3）手术图片：见图4-53。

（4）术中所见：术中情况与术前输卵管造影显示吻合。肠管及

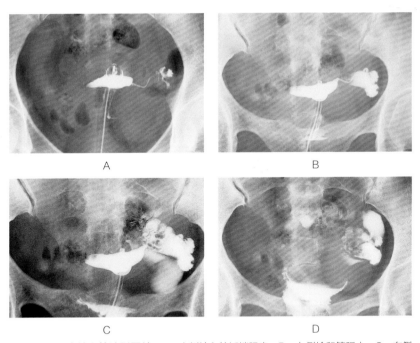

图4-52　子宫输卵管造影图片。A. 右侧输卵管近端阻塞；B. 左侧输卵管积水；C. 右侧输卵管积水形态固定并扩大；D. 延迟弥散片示对比剂局限性外溢，伴周围不均匀涂抹

大网膜广泛致密粘连于盆、腹壁，肠管表面弥漫干酪样结节，直径0.2～3 cm，子宫及双侧附件不可见。分离粘连，切除肠管表面干酪样结节送病理检查。子宫、左侧卵巢及输卵管包裹于粘连内，表面弥漫干酪样结节。右侧输卵管包裹不可见。手术按原计划切除左侧输卵管。

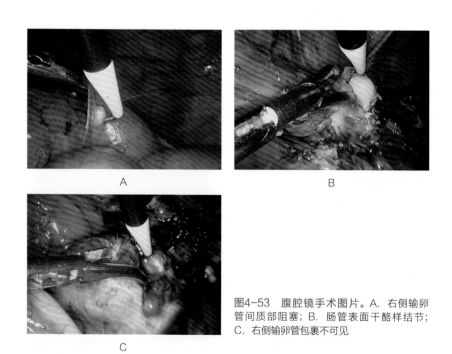

图4-53　腹腔镜手术图片。A. 右侧输卵管间质部阻塞；B. 肠管表面干酪样结节；C. 右侧输卵管包裹不可见

病例4

患者38岁，原发不孕。男方有肺结核病史。

（1）造影片：见图4-54。

（2）造影片解读：双侧输卵管近端僵硬、远端梗阻，输卵管壶腹部以下无显示，盆腔无弥散。

右侧宫旁可见大量血管及淋巴影，阅片印象为盆腔结核。

建议患者直接行IVF-ET治疗。患者因经济及家庭因素，要求宫、腹腔镜联合检查。

（3）**手术图片**：见图4-55。

（4）**术中所见**：术中发现盆腔严重粘连，双侧输卵管与卵巢包裹成团，呈融合性粘连状态。右侧输卵管腔内可见干酪样组织。结核性盆腔炎诊断成立。此种造影片的阅读一定要结合不孕的病史及患者其他病史资料，两者结合判断一般会很准确。

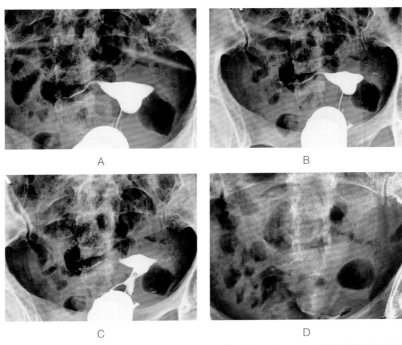

图4-54　子宫输卵管造影图片。A. 右侧输卵管近端显影；B. 双侧输卵管近端显影；C. 双侧输卵管壶腹部以下无显示，右侧可见血管及淋巴影；D. 延迟弥散片未见对比剂弥散

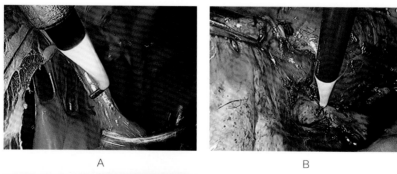

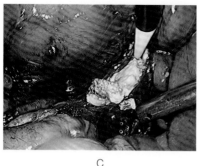

图4-55　腹腔镜手术图片。A. 盆腔粘连；
B. 左侧输卵管与卵巢粘连；C. 右侧输卵管
腔内可见干酪样组织

第四节　结节性峡部输卵管炎

结节性峡部输卵管炎（salpingitis isthmica nodosa，SIN）是指峡部
输卵管上皮向外膨出或形成憩室，并伴有上皮周围平滑肌组织的结节状
增生。本病最早于1887年由奥地利病理学家Hans Chiari首次报道。SIN
的病因和发病机制尚不清楚，主要与输卵管炎症相关，可导致不孕和异
位妊娠。不孕患者中SIN患者比例高达8.7%～37.5%[25]。在异位妊娠输

卵管中，SIN的发生率达57%[26]。SIN的特征是输卵管峡部形成大小不等的憩室，直径通常为2 mm，可累及整个输卵管，但主要局限于输卵管峡部1~2 cm范围内。Majmudar等[27]根据被覆输卵管上皮的腔隙位于输卵管横切面的不同深度将SIN进行了组织学分类：病变累及输卵管肌壁内1/3为Ⅰ级，病变延伸至输卵管肌壁内2/3为Ⅱ级，而累及至浆膜下为Ⅲ级。一直以来，子宫输卵管造影术被视为诊断SIN的可靠手段。裘华兴等[28]总结其造影征象为：①单侧或双侧输卵管峡部纤细、断续，逐渐中断、狭窄甚至闭塞。②输卵管显影断续，间质部及峡部管壁边缘毛糙，呈"小龛影样"改变。③输卵管间质部或峡部增粗，管腔膨大呈棒状，远端显影中断。这是由于病变严重处管腔阻塞后其近端输卵管扩张，呈慢性输卵管炎改变。④子宫角部不规则"小息肉样"充盈缺损阴影。输卵管管腔粗细不均、凹凸不平。这种表现较少见，与输卵管肌层肥厚累及子宫角部输卵管开口处相关。此外，SIN还常常伴有远端输卵管阻塞和积水病变[29]。

病例1

患者29岁，继发不孕。既往早孕人工流产1次。

（1）**造影片**：见图4-56。

（2）**造影片解读**：造影显示右侧输卵管峡部纤细、断续。左侧输卵管远端积水样膨大，但边缘光滑。延迟弥散片示左侧输卵管积水，右侧远端无对比剂弥散。术前考虑左侧为可逆性积水，右侧输卵管损伤程度可能较左侧更为严重，SIN不除外。

（3）**手术图片**：见图4-57。

（4）**术中所见**：术中发现左侧输卵管远端管壁增厚，管腔内黏膜损伤严重，Ⅲ级损伤。右侧输卵管损伤为Ⅳ级损伤，输卵管周围与子宫后壁多处粘连。故行盆腔粘连松解术+左侧输卵管成形术+右侧输卵管切除术。术后随访患者，自然妊娠，并活产分娩1子。

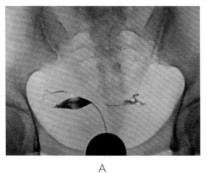
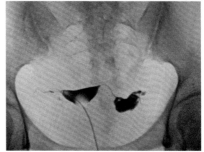

A

B

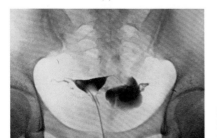

图4-56　子宫输卵管造影图片。A. 双侧输卵管显影，右侧输卵管峡部纤细、断续；B. 左侧输卵管积水；C. 延迟弥散片示左侧输卵管积水，右侧远端无对比剂弥散

C

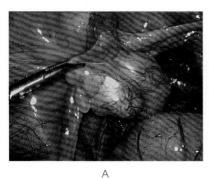
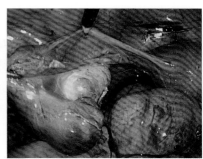

A

B

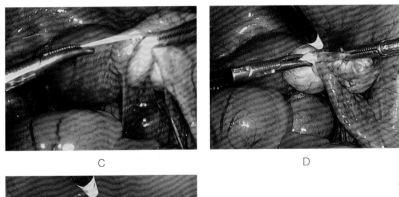

C   D

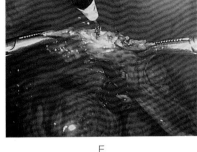

图4-57 腹腔镜手术图片。A. 左侧输卵
管远端膨大，呈积水改变；B. 左侧输卵管远
端亚甲蓝液体无法通过；C. 右侧输卵管周围
与子宫后壁粘连；D. 右侧输卵管结节性炎性
区域；E. 切除右侧输卵管

E

病例2

患者31岁，原发不孕2年。女方基础内分泌大致正常。男方患畸形精
子症。3个月前宫颈培养提示沙眼衣原体阳性，无发热或腹痛症状。

（1）造影片：见图4-58。

（2）造影片解读：子宫未见异常，右侧输卵管周围可见毛玻璃影，
左侧输卵管壶腹部形态不规则，对比剂分布不均，呈节段性改变。在壶
腹部尽头有一个细小的通路与远端相对膨大部分衔接，显示此处为结节
性炎性改变与伞端的分界点。在此分界点的上方可能会有一个黏膜丰富
的假伞区存在。术中应高度警惕，切不可见到这段正常的伞端后误以为
输卵管通畅。要根据子宫输卵管造影的提示在其上方找到真正的病变区
域。右侧输卵管表现为周围粘连但伞端通畅，因延迟弥散片可见右侧伞

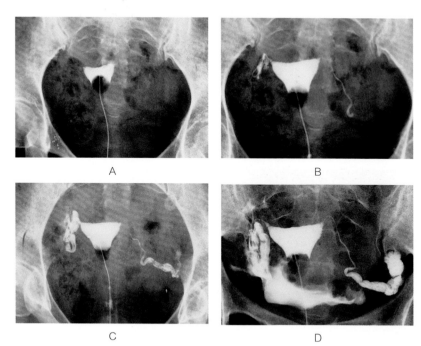

图4-58 子宫输卵管造影图片。A. 子宫显影；B. 双侧输卵管近端显影；C. 右侧输卵管远端周围毛玻璃影；D. 延迟弥散片可见右侧伞端对比剂溢出，左侧输卵管壶腹部形态不规则

端有对比剂溢出。输卵管远端的开放为伞端黏膜赢得了保留的机会，因此推断右侧输卵管伞端黏膜丰富，可修复。

（3）**手术图片：**见图4-59。

（4）**术中所见：**左侧输卵管伞端呈"假伞"改变，闭锁呈薄壁积水改变。打开伞端浆膜后见到丰富的伞端黏膜，但无明显管腔。在伞端上方可见到结节性炎性区域，表现为管壁增厚、管腔狭窄，损伤属Ⅳ级，予以切除。右侧输卵管管壁柔软，折叠粘连于同侧卵巢上方，伞端系膜囊肿，远端部分内聚但黏膜丰富，有保留机会，可行伞端成形术。亚甲蓝通液示右侧伞端顺利流出蓝色液体，成形右侧伞端，使其恢复正常状态，予以保留。

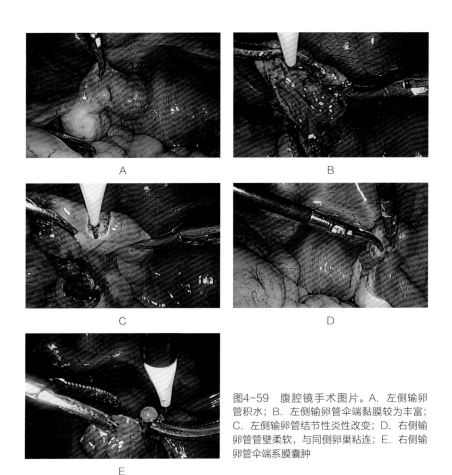

图4-59 腹腔镜手术图片。A. 左侧输卵管积水；B. 左侧输卵管伞端黏膜较为丰富；C. 左侧输卵管结节性炎性改变；D. 右侧输卵管管壁柔软，与同侧卵巢粘连；E. 右侧输卵管伞端系膜囊肿

病例3

患者30岁，原发不孕。

（1）造影片：见图4-60。

（2）造影片解读：右侧输卵管纤细、狭窄，输卵管峡部边缘毛糙，呈多结节炎性区域。壶腹部管腔膨大呈棒状，远端显影中断。左侧输卵管壶腹部膨大，但边缘光滑，无明显毛细血管影，说明管腔炎性反应尚

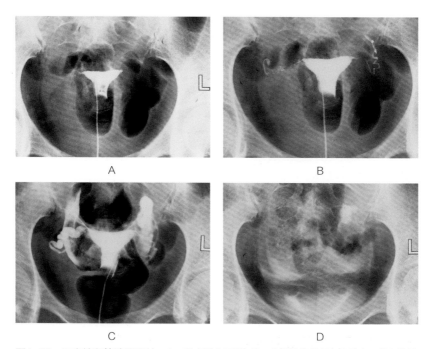

图4-60　子宫输卵管造影图片。A. 子宫形态正常；B. 右侧输卵管纤细、狭窄，输卵管峡部边缘毛糙；C. 右侧输卵管壶腹部膨大呈棒状；D. 延迟弥散片中对比剂均匀涂抹

不严重，考虑左侧输卵管远端不完全积水改变。延迟弥散片示盆腔云雾状均匀，可见多处肠影，说明肠管在盆腔内活动自如，提示盆腔无明显粘连。双侧输卵管远端均为开放状态。但右侧输卵管管壁增厚，结节性炎性改变明显，为不可修复状态。延迟弥散片示对比剂均匀涂抹，提前向患者告知术中可能，切除右侧输卵管。

（3）手术图片：见图4-61。

（4）术中所见：可见右侧输卵管结节性炎性改变，累及输卵管全程，管壁增厚，黏膜缺失。左侧输卵管周围粘连，伞端黏膜正常。

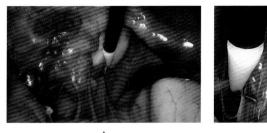

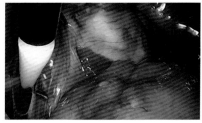

A   B

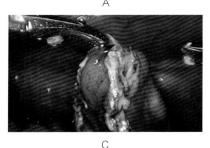

图4-61 腹腔镜手术图片。A. 左侧输卵管周围粘连；B. 分离左侧输卵管周围粘连；C. 右侧输卵管结节性炎性改变，黏膜缺失

C

病例4

患者33岁，继发不孕2年，G1P0，既往人工流产1次。

（1）**造影片**：见图4-62。

（2）**造影片解读**：子宫位置居中，显影良好。右侧输卵管远端淡影聚集，周围无血管或淋巴影，边缘光滑，推测为可修复损伤。左侧输卵管闭锁，远端形成包裹积液（淡影薄壁区域）。壶腹部出现3个以上结节性区域，对比剂偏浓。延迟弥散片示右侧对比剂淡影聚集，左侧对比剂浓聚。造影诊断为结节性炎性改变，可修复性差。

（3）**手术图片**：见图4-63。

（4）**术中所见**：子宫表面光滑，无粘连。双侧输卵管远端闭锁、膨大。右侧输卵管远端薄壁积水，伞端黏膜良好，成形后予以保留。左侧输卵管远端包裹粘连，积水形成。在包裹粘连上方管腔可见四个结节性炎性区域，因损伤严重予以切除。

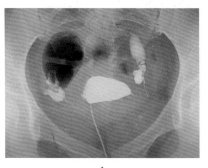

A

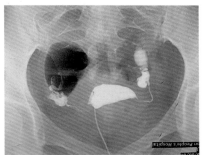

B

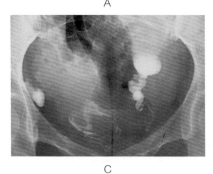

C

图4-62　子宫输卵管造影图片。A. 子宫
显影正常，双侧输卵管壶腹部扩张；B. 双侧
输卵管远端对比剂持续聚集；C. 延迟弥散片
示右侧对比剂淡影聚集，左侧对比剂浓聚

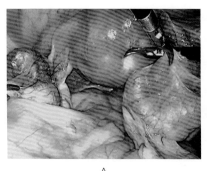

A

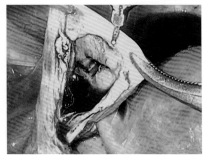

B

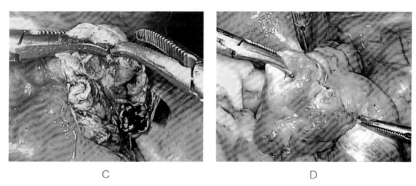

C	D

图4-63 腹腔镜手术图片。A. 右侧输卵管积水；B. 左侧输卵管结节性炎性区域；C. 右侧输卵管伞端黏膜良好；D. 右侧输卵管成形后

第五章

盆腔子宫内膜异位症的
造影图片解读

盆腔子宫内膜异位症女性的不孕发生概率远远高于正常女性。该病可从多个方面影响女性的生育能力。子宫内膜异位症造成盆腔粘连，影响排卵和拾卵，也可以直接影响输卵管的形态和运输功能。

第一节　子宫内膜异位症相关近端输卵管病变

输卵管近端阻塞主要表现为一侧或双侧输卵管自开口处起无显影。然而，造影诊断输卵管近端阻塞存在较大的假阳性可能。子宫输卵管造影初次判断的输卵管近端阻塞者，行第二次子宫输卵管造影或腹腔镜检查时，发现有40%～60%的患者输卵管是通畅的[4, 30]。输卵管近端阻塞分为两种类型，即输卵管梗阻（obstruction）和输卵管闭塞（occlusion）。前者为可逆性阻塞，多为输卵管暂时性痉挛，或由黏液栓、非结晶性固体如组织碎片阻塞输卵管引起，通过输卵管加压通液、宫腔镜下插管通液或导丝可解除梗阻。Meta分析报道子宫输卵管造影诊断的输卵管近端阻塞，20%是由于输卵管痉挛，40%是由输卵管近端结晶物质阻塞或轻微粘连所致[14]。输卵管收缩痉挛的诱因有精神紧张、疼痛刺激、药物温度及室温过高或过低、对比剂刺激等。对拟行子宫输卵管造影的患者，可于术前半小时给予解痉药物（东莨菪碱20 mg口服，或者阿托品0.5 mg肌内注射），以减少输卵管痉挛的可能[31]。子宫内膜异位症亦可能是导致近端输卵管梗阻（可逆性阻塞）的原因之一。因近端输卵管阻塞而行手术切除的标本经病理检查发现，14.3%的患者伴有输卵管内子宫内膜异位症病灶[32]。输卵管内异位的子宫内膜碎片可在输卵管近端管腔内形成黏液栓，使输卵管腔压力升高。郑兴邦等报道，近端梗阻患者常合并盆腔子宫内膜异位症。文献报道发生率达到50%以上[33]。有研究在对近端输卵管阻塞插管疏通时，比较了子宫内膜异位症相关性不孕和非相关性不孕女性的输卵管灌注压（tubal perfusion pressure，TPP）[34]。发现前者TPP明显高于后者，并且TPP与妊娠率呈负相关。产生原因可能跟伴有盆腔子宫内膜异位症病变时，输卵管内异位的子宫内膜碎片可在输卵管近端管腔内形成黏液栓，使输卵管管腔压力升高相关。给予促性腺激素释放激素（gonadotropin-releasing hormone，GnRH）类似物治疗明显提高了TPP升高患者的输卵管通畅性及后续妊娠率，也证实子宫内膜异位症与TPP升高相关。因此，解读近端输卵管阻塞造影片时应特别注意结合病史特征，原发不孕或仅有一次孕早期自然流产史者可能会成为极为有意义的阳性特质。此外，患者的内分泌检查、CA125水平及附件小的非纯囊性囊肿或阴道后穹隆存在的触痛结节都将有助于对这类图像的正确解读。

与输卵管梗阻不同，输卵管闭塞则是输卵管的永久性阻塞，多由结节性峡部输卵管炎或输卵管闭锁性纤维化造成[29]。输卵管近端闭塞患者常合并盆腔炎症性粘连及慢性输卵管炎（66.7%），可能与上行感染有关。真性的输卵管近端闭塞有明显的特征。当逆行感染导致输卵管损伤时，盆腔大多同时有严重感染存在，病变对侧输卵管多半不会呈现完全正常的状态。可以见到周围粘连弥散欠佳或者远端闭锁和积水形成。输卵管管壁感染严重时还可见到远端周围的血管和淋巴影，这是由于对比剂压力大，导致对比剂逆流入宫旁血管或者淋巴管造成的。盆腔炎性改变特征从本质上可以与子宫内膜异位症相关黏液栓造成的近端阻塞很好地鉴别开来。

患者29岁，原发不孕。

（1）造影片：见图5-1。

（2）造影片解读：患者双侧输卵管均未显影，双侧输卵管近端阻塞。

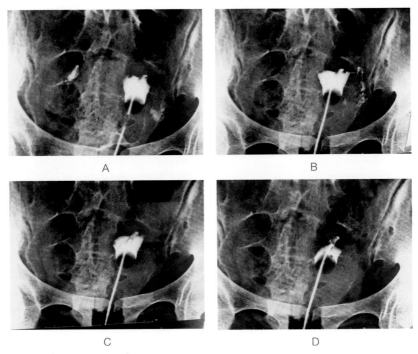

图5-1　子宫输卵管造影图片。A—D. 双侧输卵管均未显影

（3）手术图片：见图5-2。

（4）术中所见：术中见双侧输卵管柔软，走行正常，通液见左侧亚甲蓝液体顺利进入输卵管内。左侧输卵管伞瓣圆钝，右侧输卵管壶腹部肌层缺失，亚甲蓝液体滞留在壶腹部。打开薄弱部位后，可见亚甲蓝液体顺利流出，由此证明输卵管近端阻塞为假象。

回顾这一病例，患者腹腔镜探查发现盆腔子宫内膜异位症。如图5-2所示，在子宫骶韧带可见蓝紫色结节，再次证实了前面我们提到的子宫内膜异位症是造成输卵管近端阻塞的原因之一，机制可能跟子宫内膜碎片可在输卵管近端管腔内形成黏液栓有关。

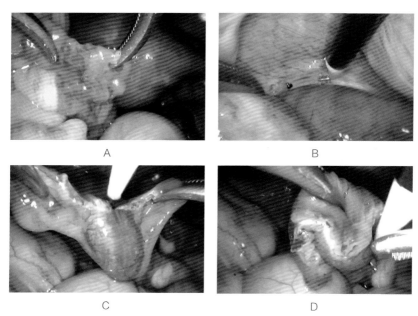

图5-2　腹腔镜手术图片。A. 左侧输卵管伞瓣圆钝；B. 盆腔子宫内膜异位症；C. 右侧输卵管壶腹部肌层缺失；D. 右侧输卵管通畅

病例2

　　患者33岁，继发不孕，G1P0，既往早孕稽留流产1次。基础内分泌检查示FSH 9.5U/L，CA125正常。

　　（1）造影片：见图5-3。

　　（2）造影片解读：子宫偏向右侧，周围无血管影。双侧输卵管近端完全无显影。

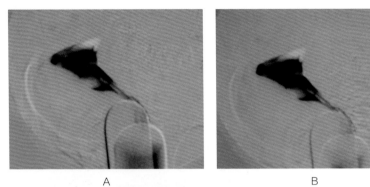

A   B

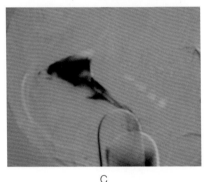

图5-3　子宫输卵管造影图片。A—C. 双侧输卵管近端无显影

C

（3）手术图片：见图5-4。

（4）术中所见：子宫正常大小，周围无粘连。在阴道后穹隆及双侧子宫骶韧带表面可见子宫内膜异位症陈旧及新鲜病灶。在右侧输卵管表面可见典型憩室突起。在左侧输卵管壶腹部可见三个副开口。亚甲蓝通液双侧通畅。处理双侧输卵管病变，术后4个月自然妊娠，足月分娩。

在临床上，当我们遇到原发不孕患者的造影片显示近端阻塞时，不能仅仅根据输卵管造影结果做出诊断。一定要结合患者不孕时间、实验室检查及妇科双合诊甚至三合诊仔细分析判断，找出可能潜在的盆腔子宫内膜异位症问题。

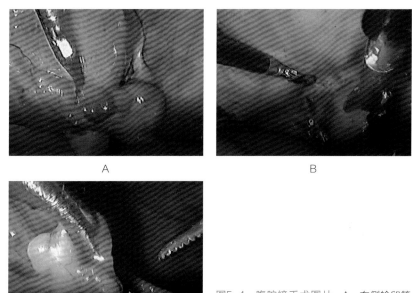

图5-4 腹腔镜手术图片。A. 右侧输卵管憩室；B. 阴道后穹隆子宫内膜异位症病灶；C. 左侧输卵管伞端副开口

第二节 子宫内膜异位症相关输卵管微小病变

输卵管微小病变是输卵管远端的一组非阻塞性病变，包括输卵管伞端内聚或包茎、壶腹部憩室、输卵管伞端副开口、输卵管伞端黏膜桥和伞端系膜囊肿等。在相当长的一段时间里，这一类输卵管微小病变被认为是先天性变异所致，并没有明确的临床意义，但是目前越来越多的研究表明这些病变与不孕和子宫内膜异位症的发生相关[35, 36]。识别输卵

管远端微小病变的造影图像特点将有助于临床医生对该类病变的诊断，亦可在腹腔镜手术前提示患者可能存在盆腔子宫内膜异位症。这一部分是结合笔者多年的临床经验总结而成，是本书的精华。下面结合真实案例，与腹腔镜手术图片相对照，以提高读者对该类病变造影图片的识别。

一、输卵管伞端内聚或包茎

输卵管包茎表现为输卵管伞端和壶腹部连接处向心性缩窄，是合并子宫内膜异位症的不孕患者输卵管最常见的病损[35]。输卵管造影检查容易将输卵管包茎误诊为伞端阻塞，但是腹腔镜检查可以发现该病变的管腔是通畅的，只是伞端黏膜皱襞有粘连。通液时，输卵管壶腹膨大，亚甲蓝溶液呈细流样溢出。

不孕女性输卵管包茎的发生概率明显高于生育功能正常的女性，提示该病变与不孕相关。在86名输卵管造影诊断输卵管通畅的患者中，腹腔镜检查出有13例患有输卵管包茎。研究发现合并Ⅰ～Ⅱ期子宫内膜异位症的不孕患者，输卵管包茎的发生率为50.2%，明显高于不合并子宫内膜异位症的不孕患者（17.8%），提示输卵管包茎与早期子宫内膜异位症相关，并且研究者指出输卵管包茎是合并子宫内膜异位症的不孕患者输卵管最常见的病损[35]。子宫内膜异位症导致输卵管包茎的原因仍不明确，可能与异位症的炎症因素影响了输卵管的功能，破坏了其正常解剖结构，最终形成输卵管远端包茎有关。

病例1

患者25岁，原发不孕。

（1）造影片：见图5-5。

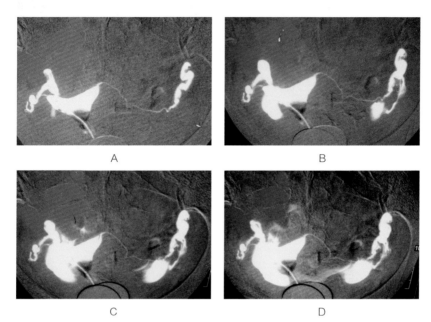

图5-5 子宫输卵管造影图片。A. 双侧输卵管近端显影；B—C. 右侧输卵管壶腹部卷曲，左侧输卵管远端对比剂积聚；D. 延迟弥散片示对比剂盆腔不均匀涂抹

（2）造影片解读：子宫明显偏向右侧盆腔。双侧输卵管近端显影良好，左侧输卵管远端对比剂积聚，输卵管膨大，形态似积水改变，但远端可见对比剂明确进入盆腔。右侧输卵管壶腹部卷曲，清晰可见一小球形影。延迟弥散片显示对比剂进入盆腔，但并未完全均匀涂抹，有输卵管伞端粘连可能。

（3）手术图片：见图5-6。

（4）术中所见：术中子宫前位，大小正常、表面光滑，双侧输卵管走行正常，双侧输卵管伞端内聚。行双侧输卵管亚甲蓝通液，左侧对比剂积集区域为输卵管管腔肌层菲薄形成的膨大区域，双侧输卵管伞端均顺利流出蓝色液体。盆腔探查直肠子宫陷凹，见腹膜缺损及新鲜子宫内膜异位病灶。

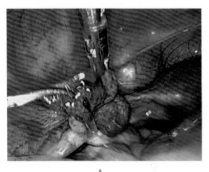
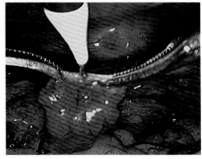

A   B

图5-6 腹腔镜手术图片。A. 左侧输卵管亚甲蓝通液；B. 左侧输卵管伞端内聚

病例2

患者29岁，婚后未避孕未孕4年。

（1）**造影片**：见图5-7。

（2）**造影片解读**：双侧输卵管显影，壶腹部卷曲、增粗。左侧输卵管壶腹部不规则增粗，大量对比剂积集在盆腔左侧，不除外输卵管在此处粘连形成。但延迟弥散片示输卵管内无对比剂残留，对比剂在盆腔均匀涂抹，说明双侧输卵管远端无闭锁，盆腔无包裹粘连形成。印象：输卵管壶腹部病变，伞端粘连可能。

（3）**手术图片**：见图5-8。

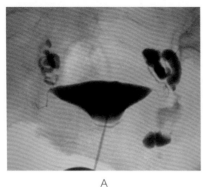
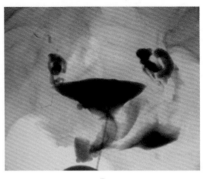

A   B

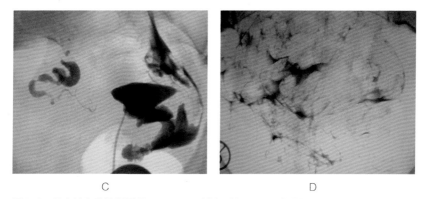

C   D

图5-7 子宫输卵管造影图片。A—B．双侧输卵管显影，示壶腹部增粗；C．左侧盆腔对比剂积聚；D．延迟弥散片示对比剂在盆腔均匀涂抹

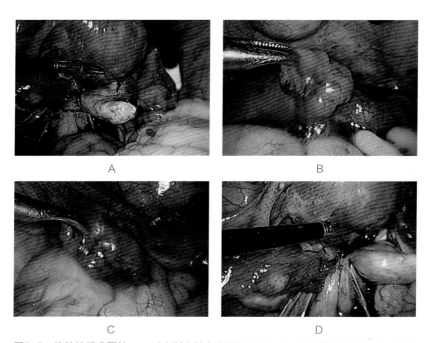

图5-8 腹腔镜手术图片。A．右侧输卵管伞端圆钝、内聚；B．左侧输卵管通畅；C．右侧输卵管通畅；D．阴道后穹隆半封闭

（4）术中所见：阴道后穹隆呈半封闭状态。左侧输卵管伞端与同侧子宫骶韧带及子宫后壁粘连。盆腔散在蓝紫色子宫内膜异位症病灶。行输卵管通液时亚甲蓝液体顺利通过。右侧输卵管伞端圆钝、内聚，黏膜尚丰富。分离阴道后穹隆时分离面可见咖啡色液体渗出。

二、输卵管壶腹部憩室

输卵管憩室的概念最早见于1970年，由学者Troell提出[37]。与人体内其他部位憩室一样，输卵管憩室可能与局部肌层薄弱、管腔内压力升高、管腔外局部牵引或炎症性粘连等因素有关，表现为输卵管峡部和壶腹部薄弱区向外膨出形成囊袋。研究者认为，输卵管憩室与胚胎发育时中肾管及中肾周围组织同时经过输卵管峡部有关[38]。输卵管造影有助于输卵管憩室的诊断，但是有一定的误诊率。Muzii等[39]报道了25例经输卵管造影诊断的输卵管远端阻塞，其中3例经腹腔镜证实是输卵管憩室。

研究表明憩室与不孕的发生相关。Yablonski等[40]观察了100例行腹腔镜手术的不孕患者，发现2例憩室（2%）。然而，在同期100例正常生育功能的女性中，无1例合并憩室。作者认为憩室导致不孕的原因可能跟卵子延迟进入子宫腔有关。我们中心既往回顾了619例因不孕行腹腔镜治疗的病例，示输卵管憩室13例（2.11%），其中11例（84.6%）合并子宫内膜异位症，分期多为Ⅰ～Ⅱ期（9/11，81.8%），提示输卵管憩室多合并子宫内膜异位症[41]。

输卵管憩室造成不孕的机制主要包括以下两方面：一方面，输卵管憩室为外凸的小囊，解剖结构的异常可能影响该部位输卵管运输精子及受精卵的功能。另一方面，输卵管憩室往往伴发于子宫内膜异位症，而子宫内膜异位症患者腹腔液的炎症介质也会影响输卵管的功能，使卵子及受精卵不能按时、准确地输送到子宫腔内。

　　输卵管憩室在输卵管造影片中的表现为：输卵管形态正常，管壁无僵硬；输卵管壶腹部扩张，囊性变；对比剂可以渗透到盆腔中；延迟弥散片有对比剂弥散后形成的肠管影像。在输卵管憩室者输卵管远端是通畅的，对比剂有时会在憩室部位积聚，但最终会流入盆腔，其延迟弥散片均有对比剂弥散后形成的肠管影像。该特点有助于与输卵管阻塞相鉴别。

病例1

　　患者29岁，原发不孕2年。

　　（1）造影片：见图5-9。

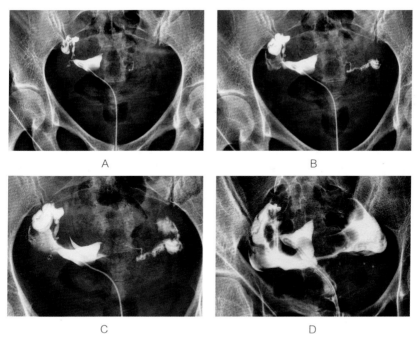

　　图5-9　子宫输卵管造影图片。A. 子宫稍向右偏，双侧输卵管近端显影；B—C. 双侧输卵管壶腹部球形影；D. 延迟弥散片示对比剂在盆腔均匀涂抹

（2）**造影片解读**：子宫稍向右偏，边缘光滑，无血管影。双侧输卵管近端显影良好。延迟弥散片可见对比剂在盆腔均匀分布，子宫后方未见任何对比剂积聚区域。延迟弥散片清晰提示盆腔无明显粘连。整个造影片显示的问题仅出现在壶腹部区域。双侧输卵管壶腹部均可见边缘光滑的球形影像，但并不妨碍对比剂远端溢出，故判断输卵管壶腹部可能存在肌层菲薄甚至憩室形成。

（3）**手术图片**：见图5-10。

（4）**术中所见**：盆腔无粘连，子宫后壁可见子宫内膜异位症陈旧及新鲜病灶。双侧输卵管壶腹部典型憩室形成，伞端黏膜丰富。

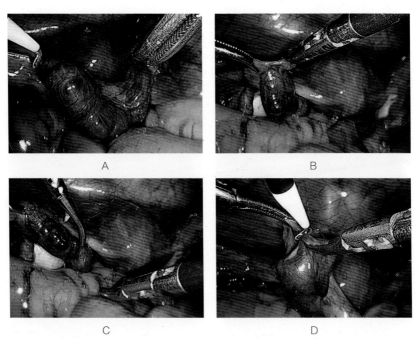

图5-10 腹腔镜手术图片。A—D. 左侧输卵管壶腹部憩室

病例2

患者31岁，原发不孕2年。

（1）**造影片**：见图5-11。

（2）**造影片解读**：输卵管造影提示双侧输卵管通而不畅，左侧输卵管卷曲，呈两个"球形影"。在右侧输卵管远端可见滤泡囊肿的轮廓。延迟弥散片示对比剂盆腔涂抹。印象：双侧输卵管远端多重微小病变。

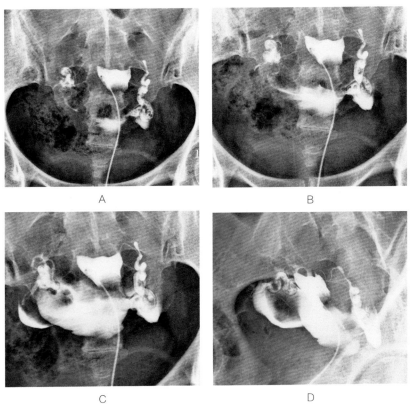

图5-11　子宫输卵管造影图片。A—C. 左侧输卵管卷曲，在右侧输卵管远端对比剂呈球形积聚；D. 延迟弥散片示对比剂盆腔涂抹

（3）**手术图片：**见图5-12。

（4）**术中所见：**术中左侧输卵管壶腹部膨大，肌层薄弱，亚甲蓝通液见大量蓝色液体积聚在小囊中，伞端开放，可见蓝色液体缓慢流出。在右侧输卵管伞端可见两个炎性滤泡。亚甲蓝溢出时，蓝色液体从滤泡表面滑过。仔细探查盆腔，在子宫后方见蓝紫色盆腔子宫内膜异位症病灶。众所周知，输卵管肌层的完整与输卵管蠕动功能相关。由于患者左侧管壁肌层缺失，左侧输卵管的蠕动功能受损，对比剂通过管腔时缓慢，造成对比剂图片上类似输卵管远端不通和积水的表象。实际上，输卵管至少蠕动无力，并不是真正的积水，在延迟弥散片中见对比剂流入盆腔，可以与积水的造影图片相鉴别。

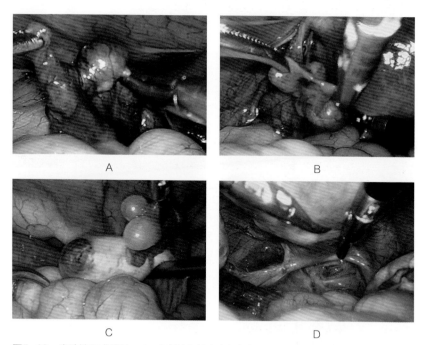

图5-12　腹腔镜手术图片。A. 左侧输卵管壶腹部膨大；B. 左侧亚甲蓝通液，输卵管通畅；C. 右侧输卵管系膜囊肿；D. 子宫后方盆腔子宫内膜异位症病灶

病例3

患者23岁，原发不孕2年。

（1）造影片：见图5-13。

（2）造影片解读：观察此片，首先的印象为双侧输卵管通畅，因为可见对比剂从远端溢出盆腔。然后发现子宫稍向右侧偏斜，双侧输卵管近端显影良好。然后，当笔者把注意力集中在壶腹部时会发现，双侧输卵管的壶腹部可见数个细小的球形区域。这些小球形影线条柔和，周围没有密集的血管影。最后，再观察延迟弥散片，发现双侧输卵管弥散欠佳。初步推测病变位于输卵管壶腹部，为微小病变，不除外壶腹部肌层菲薄状态。

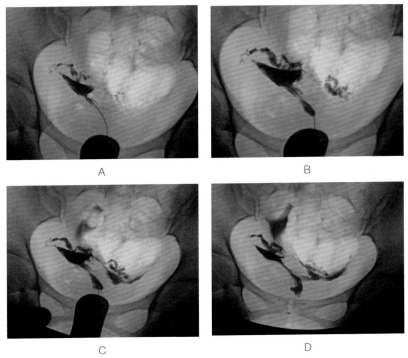

图5-13 子宫输卵管造影图片。A. 子宫偏右，双侧输卵管近端显影；B. 双侧输卵管显影；C. 双侧输卵管通畅；D. 右侧盆腔对比剂涂抹不均匀

（3）手术图片：见图5-14。

（4）术中所见：术中见右侧输卵管壶腹部浆膜菲薄，可见憩室形成，伞端内聚。输卵管管壁肌层薄弱，又由于肌层功能缺失，输卵管蠕动减弱。对比剂通过输卵管时流速缓慢，甚至滞留于壶腹部，形成造影片中壶腹部增粗，且延迟弥散片显示缺乏对比剂弥散的现象。在盆腔探查过程中，可清楚地看到直肠子宫陷凹可见腹膜缺损及子宫内膜异位病灶。与我们中心前期数据提示的"输卵管憩室多合并子宫内膜异位症"相符合。

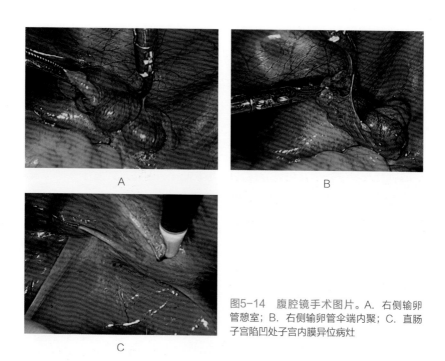

图5-14 腹腔镜手术图片。A. 右侧输卵管憩室；B. 右侧输卵管伞端内聚；C. 直肠子宫陷凹处子宫内膜异位病灶

三、输卵管伞端副开口

输卵管伞端副开口表现为在输卵管伞端一定距离处存在的异位输卵管伞开口，多位于壶腹部。根据主、副输卵管开口之间的距离，输卵管伞端副开口分为两种类型：两者间距<1 cm者称为末端副开口，间距>1 cm者则为壶腹部副开口[42]。关于输卵管伞端副开口的发生率，各个研究报道不一，为5%~10%。副开口影响生育过程可能的机制包括：①输卵管伞拾取卵子后，卵子又从输卵管伞端副开口逃逸，从而造成拾卵困难[43]。②合并的子宫内膜异位症影响患者输卵管壶腹部肌层的发育，以及输卵管的蠕动，进而影响受精过程。

早在1979年，就有研究认为输卵管伞端副开口属于子宫内膜异位症相关的输卵管远端病变之一[44]。北京大学人民医院生殖医学中心2015年的研究发现合并子宫内膜异位症的不孕患者，副开口的发生率明显高于不合并子宫内膜异位症的不孕患者，且高达90.5%的副开口病变合并早期子宫内膜异位症，支持了上述观点[45]。

病例1

患者27岁，继发不孕半年。半年前左侧异位妊娠，行MTX保守治疗。

（1）造影片：见图5-15。

（2）造影片解读：子宫及双侧输卵管近端显影良好。右侧输卵管自壶腹部起出现水滴状表现。笔者依据形状将其称为"水滴征"，形似有对比剂从某处溢出。在该患者水滴征可见到4个，但对比剂充盈稀薄，形成淡影结构。在左侧输卵管周围也可见对比剂局部聚集。在延迟弥散片显示对比剂在盆腔均匀涂抹，附件区无任何对比剂聚集，无积水或粘连管型滞留，以此推测右侧输卵管末端并非真正的阻塞性病变。

（3）手术图片：见图5-16。

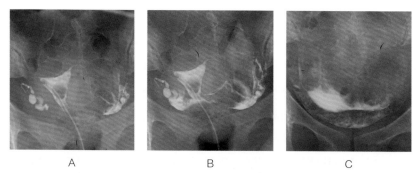

A B C

图5-15 子宫输卵管造影图片。A. 子宫及双侧输卵管近端显影良好；B. 右侧输卵管壶腹部"水滴影"，边界清晰；C. 延迟弥散片示对比剂均匀涂抹

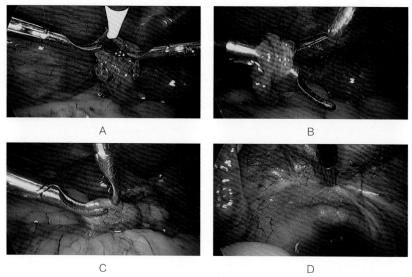

A B

C D

图5-16 腹腔镜手术图片。A. 左侧输卵管远端黏膜桥样病变；B. 左侧输卵管伞端副开口；C. 右侧输卵管伞端副开口；D. 于直肠子宫陷凹见子宫内膜异位症病灶

（4）**术中所见：**腹腔镜术中通液见双侧伞端亚甲蓝顺利流出，双侧输卵管远端可见副开口。左侧输卵管伞端粘连，形成黏膜桥样病变。与术前输卵管造影评估结果表现一致。盆腔探查，于直肠子宫陷凹可见蓝紫色结节，即子宫内膜异位症病灶。提示在看到输卵管远端黏膜桥样病变时，需要仔细探查盆腔，尤其是直肠子宫陷凹和子宫骶韧带等部位，确定有无盆腔子宫内膜异位症病灶。

病例2

患者30岁，婚后未避孕未孕4年。

（1）**造影片：**见图5-17。

（2）**造影片解读：**右侧输卵管周围对比剂大量积聚，延迟弥散片示对比剂流入盆腔涂抹。造影图片提示输卵管伞端粘连可能。腹腔镜术中见

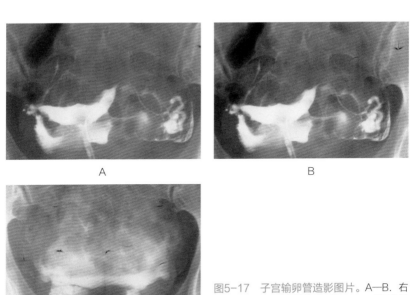

A

B

C

图5-17　子宫输卵管造影图片。A—B. 右侧输卵管周围对比剂大量积聚；C. 延迟弥散片示对比剂盆腔涂抹

右侧伞端副开口形成。在腹腔镜下手术缝合关闭该侧输卵管伞端副开口。

　　输卵管伞端副开口病变在造影图像中缺乏典型征象，可以表现为输卵管通而不畅和伞端粘连病变等。若要明确诊断，需借助腹腔镜手术。尤其是对于合并盆腔子宫内膜异位症，术中通液显示输卵管通畅的患者，手术医生应仔细检查输卵管伞端有无该病变。

　　（3）**手术图片：**图5-18。

　　（4）**术中所见：**右侧输卵管伞端增厚伴粘连，可见副开口形成。

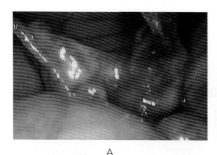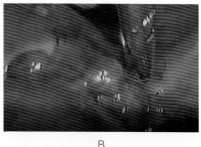

A　　　　　　　　　　　　　　　　B

图5-18　腹腔镜手术图片。A. 右侧输卵管伞端副开口；B. 缝合关闭右侧伞端副开口

病例3

　　患者，女，34岁，原发不孕2年，余病史无特殊。

　　（1）**造影片：**见图5-19。

　　（2）**造影片解读：**患者患原发不孕2年，病史中无任何阳性特征。术前子宫输卵管造影报告为双侧输卵管通畅，属于不明原因不孕。仔细观察造影片可发现，右侧输卵管附近对比剂呈现"乱象"。所谓乱象，即对比剂在局部四散涂抹，但相对集中在远端附近，没有典型的积水影，也没有盆腔粘连的典型血管影。但仔细观察可以发现，在一段正常膨大的壶腹部节段中可见看到不止一个对比剂溢出影。左侧输卵管壶腹部也有此种表现。而对比剂在盆腔的弥散显示良好，提示盆腔无粘连。

结合患者2年的原发不孕病史，推测这些输卵管远端的表现应该属于子宫内膜异位症相关的输卵管远端微小病变。

（3）**手术图片：**见图5-20。

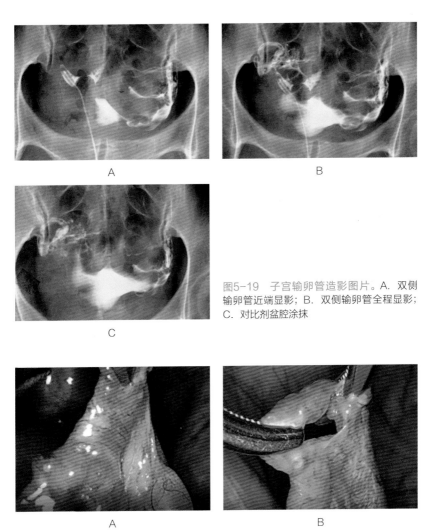

图5-19　子宫输卵管造影图片。A. 双侧输卵管近端显影；B. 双侧输卵管全程显影；C. 对比剂盆腔涂抹

图5-20　腹腔镜手术图片。A. 右侧输卵管伞端副开口；B. 左侧输卵管伞端黏膜粘连

（4）**术中所见**：在子宫后壁可见大量子宫内膜异位症陈旧及新鲜病灶。在右侧输卵管伞端上方可见输卵管伞端副开口。在左侧输卵管伞端可见黏膜粘连。

病例4

36岁，原发不孕4年，用IVF治疗2周期，胚胎质量均差，移植2次均未孕。

（1）**造影片**：见图5-21。

（2）**造影片解读**：首先观察延迟弥散片，发现对比剂在盆腔均匀涂抹，弥散良好，可见肠影，提示盆腔无任何粘连存在。然后观察显影

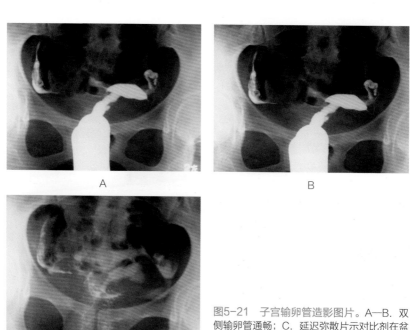

A

B

C

图5-21　子宫输卵管造影图片。A—B. 双侧输卵管通畅；C. 延迟弥散片示对比剂在盆腔均匀涂抹

片，发现右侧输卵管壶腹部有两个对比剂溢出点，一个在远端，另一个在远端上方。结合病史，原发不孕多年，IVF过程中发现卵子质量欠佳，胚胎移植失败，故推测存在盆腔子宫内膜异位症。

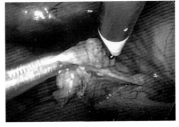

图5-22　见右侧输卵管伞端副开口

（3）**手术图片**：见图5-22。

（4）**术中所见**：阴道后穹隆可见少量紫红色子宫内膜异位症病灶，右侧输卵管伞端上方3 cm处可见输卵管伞端副开口。

病例5

　　患者35岁，继发不孕3年，G1P0，既往早孕稽留流产1次。

（1）**造影片**：见图5-23。

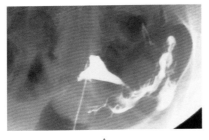

A

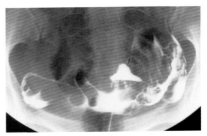

B

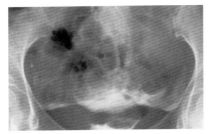

C

图5-23　子宫输卵管造影图片。A. 左侧输卵管显影通畅；B. 双侧输卵管通畅；C. 延迟弥散片示对比剂均匀涂抹

（2）造影片解读：此例仍然先看延迟弥散片，很容易发现，患者的双侧输卵管通畅，盆腔无粘连。然后分析第一张显影片，发现双侧输卵管显影不同步，左侧输卵管远端虽然可见对比剂溢出，但壶腹部出现了球形影，推测此处可能为壶腹部憩室。然后观察第二张显影片，发现右侧输卵管近端显影良好，走行柔和，但壶腹部区域又出现了所谓对比剂的"乱象"。可见除了远端对比剂溢出外，上方还有细微的对比剂溢出路线。结合子宫内膜异位症微小病变对输卵管损伤的多重性，再次推测可能存在右侧输卵管远端的微小病变。

病例6

患者32岁，继发不孕3年。G2P0，6年前及4年前分别药物流产2次。男方精液常规检查正常。

（1）造影片：见图5-24。

（2）造影片解读：如果说前面几例输卵管伞端副开口的造影片给读者留下了"捕风捉影"的印象话，那么此片应该属于证据确凿的副开口造影片。先来看第一张，在右侧输卵管壶腹部见到了一个小球形影。在第二张和第三张都可以看到这个小影子和另外一个完全一样的小球形影，同时还可以看到远端有对比剂进入盆腔。能够见到对比剂进入盆腔意味着输卵管绝对通畅，那么这两个小球形影是从哪里来的呢？继续看延迟弥散片，这仍然是一个盆腔无粘连、输卵管无积水的延迟弥散片，而那两个曾经清晰可见的小球形影也消失得无影无踪。如果是输卵管憩室，那么在水溶性对比剂延迟弥散片拍摄时多少会有曾经滞留过对比剂的痕迹存留。然而副开口不同，对比剂只有在经过开口的瞬间才可能被捕捉到。一旦流入盆腔，便再无踪迹。

（3）手术图片：见图5-25。

（4）术中所见：盆腔无粘连，阴道后穹隆可见子宫内膜异位症陈旧及红色病灶。双侧输卵管通畅。在右侧输卵管伞端上方可见两个副开口，亚甲蓝通液时此两个开口同时涌出蓝色液体。

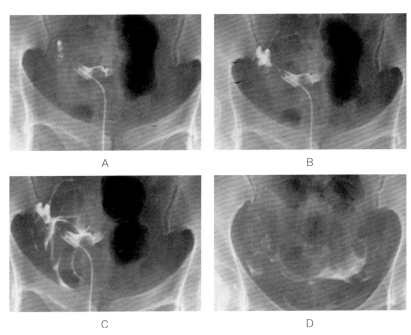

图5-24　子宫输卵管造影图片。A. 右侧输卵管壶腹部见小球形影；B—C. 右侧输卵管壶腹部见小球形影，对比剂远端溢出；D. 延迟弥散片示对比剂均匀涂抹

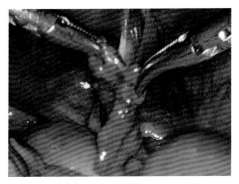

图5-25　右侧输卵管伞端副开口

四、输卵管伞端粘连或形成黏膜桥

发生在输卵管伞端的、跨输卵管开口的单个或多个粘连称为输卵管黏膜桥。输卵管伞端内聚，进一步粘连形成，干扰拾卵。这可能是输卵管内聚导致不孕最主要的原因。另外，盆腔炎症导致输卵管及其周围粘连，输卵管黏膜的损伤也可能是不孕的原因之一。输卵管伞端内聚的粘连可以是疏松的，也可以是粘连的，治疗推荐输卵管伞端成形术。笔者发现输卵管伞端内聚或者黏膜桥样病变往往和其他一些微小病变共存。对于该病变是否与子宫内膜异位症相关，目前无明确证据显示两者之间的关联，需要扩大病例样本进一步证实。

病例1

患者35岁，原发不孕1年。

（1）**造影片**：见图5-26。

（2）**造影片解读**：右侧输卵管未显影，左侧输卵管显影，远端可见对比剂不规则溢出，说明左侧输卵管远端通畅，但远端开口不单一。延迟弥散片发现左侧输卵管远端先有部分对比剂停留，然后完全消失，说明此部位有一些轻微的羁绊，但无包裹性粘连。印象：右侧输卵管近端未显影，暂时性阻塞？左侧输卵管远端粘连。

（3）**手术图片**：见图5-27。

（4）**术中所见**：双侧输卵管亚甲蓝通液均有液体流出，左侧输卵管伞端可见黏膜桥；右侧伞端内聚并可见直径0.5 cm泡状附件。

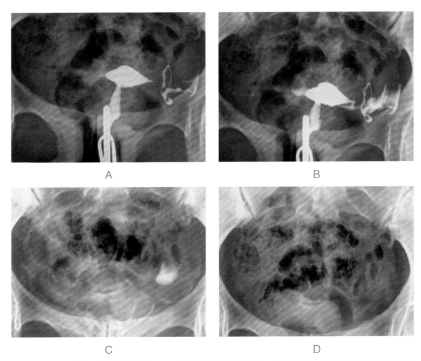

图5-26 子宫输卵管造影图片。A. 右侧输卵管未显影，左侧输卵管显影；B. 左侧输卵远端对比剂溢出；C. 延迟弥散片示左侧输卵管远端部分对比剂积聚；D. 延迟弥散片示无对比剂残存

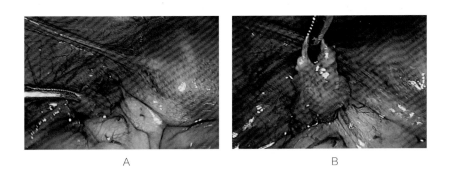

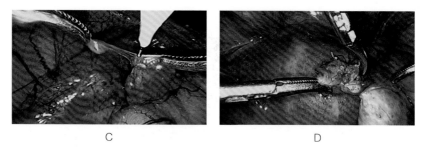

C   D

图5-27　腹腔镜手术图片。A. 左侧输卵管通畅；B. 左侧输卵管远端黏膜桥；C. 左侧输卵管远端炎性增生；D. 右侧输卵管通畅，见多重微小病变

病例2

患者32岁，原发不孕2年。

（1）造影片：见图5-28。

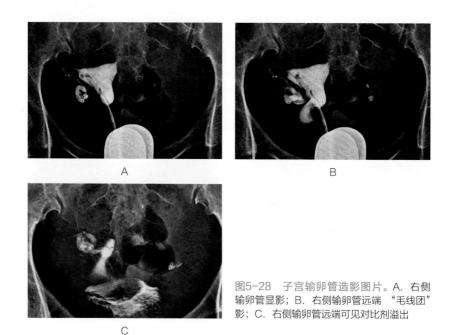

A   B

图5-28　子宫输卵管造影图片。A. 右侧输卵管显影；B. 右侧输卵管远端 "毛线团"影；C. 右侧输卵管远端可见对比剂溢出

C

（2）**造影片解读：** 右侧输卵管远端表现为"乱象"，如类似"毛线团"影和小球形影等。但仔细观察，右侧远端可见对比剂溢出。因此，推测右侧输卵管远端存在多重炎症性粘连。

（3）**手术图片：** 见图5-29。

（4）**术中所见：** 右侧输卵管伞端粘连，右侧输卵管与右侧盆壁膜样粘连。

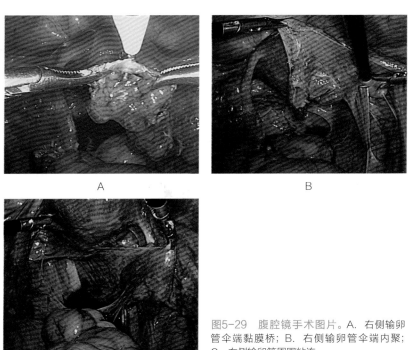

A

B

C

图5-29 腹腔镜手术图片。A. 右侧输卵管伞端黏膜桥；B. 右侧输卵管伞端内聚；C. 右侧输卵管周围粘连

微小病变输卵管造影特点小结

其实对微小病变输卵管造影片的解读至此，读者可能会发现笔者的解读有时很牵强，甚至有种"捕风捉影"的感觉。的确，子宫内膜异位症的微小病变对输卵管造成的细微影响历来就被认为是无法通过造影片捕捉到的，所以会一直强调要结合病史，从生殖外科医生的角度来解读与分析。因为不同于放射科医生，笔者见过众多子宫内膜异位症微小病变的盆腔状态，更见过这种盆腔状态下的输卵管的细微变化，笔者是从无数个子宫内膜异位症盆腔表现反推造影片后得到的经验。所以，笔者对于子宫内膜异位症性输卵管微小病变的解读，与其说是解读造影片，倒不如说是对疾病的推理来得更为贴切。

五、盆腔子宫内膜异位症引起的假性输卵管积水

盆腔子宫内膜异位症造成输卵管及其周围粘连，输卵管内子宫内膜异位症导致输卵管内黏膜的损伤粘连，伞端内聚、粘连，最终出现积水假象。但是在这种病变中输卵管远端是通畅的，对比剂在伞端流出缓慢，但最终会流入盆腔，因此，延迟弥散片显得尤为重要，是其与真正积水相鉴别的重要依据。

病例

患者36岁，原发不孕1年半。

（1）造影片：见图5-30。

（2）造影片解读：输卵管造影提示双侧输卵管通而不畅。于右侧输

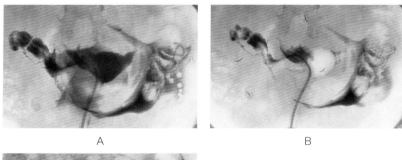

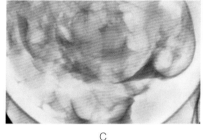

图5-30　子宫输卵管造影图片。A—B. 右侧输卵管壶腹部扩张，伞端可见对比剂溢出；C. 延迟弥散片示对比剂在盆腔均匀涂抹

卵管壶腹部见大囊状改变，但在伞端可见对比剂溢出，延迟弥散片未见积水管型，对比剂在盆腔均匀涂抹。对比剂能够进入盆腔，考虑输卵管远端并没有真正的阻塞，不除外伞端的微小病变。仔细观察显影片与延迟弥散片，其实不难发现在左侧附件区可以见到一个圆形泡状区，状似对比剂沿着此泡的边缘滑下汇入远端。根据微小病变常常为多重炎性状态复合存在的特征不难推断，左侧输卵管伞端可能存在一个较大的炎性滤泡。

（3）**手术图片**：见图5-31。

（4）**术中所见**：双侧输卵管走行正常，管壁柔软，黏膜丰富，左侧输卵管管壁薄，伞端见输卵管系膜囊肿和黏膜桥样粘连。右侧输卵管伞端内聚、粘连，直肠子宫陷凹可见蓝紫色盆腔子宫内膜异位症病灶。

右侧输卵管伞端内聚，对比剂流出缓慢，造成图片上类似积水的假象，但是延迟弥散片显示输卵管内无对比剂残留，推测输卵管并没有完全阻塞。由此可见延迟弥散片在鉴别诊断中的意义。另外笔者看到，除了左侧输卵管伞端的内聚和粘连之外，左侧输卵管远端还出现了前面讲到的黏膜桥样粘连。笔者的经验认为微小病变往往不限于单一病变，经常是同一个患者双侧输卵管表现出多种不同的微小病变共存。

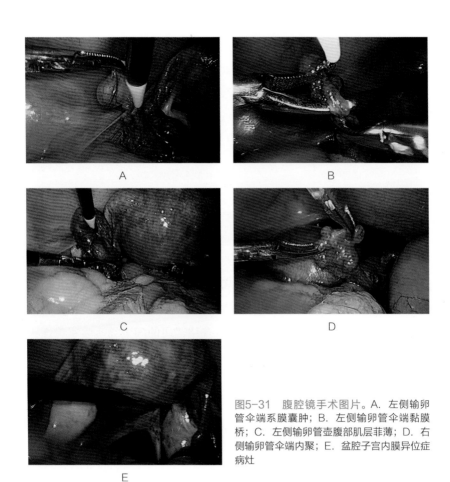

图5-31 腹腔镜手术图片。A. 左侧输卵管伞端系膜囊肿；B. 左侧输卵管伞端黏膜桥；C. 左侧输卵管壶腹部肌层菲薄；D. 右侧输卵管伞端内聚；E. 盆腔子宫内膜异位症病灶

六、多种微小病变共存

　　上面列举了几种输卵管微小病变的造影图片案例，笔者在此处强调这几种微小病变有时会同时存在，尤其是伴有盆腔子宫内膜异位症时。对于这类不孕人群的输卵管检查，我们不应单纯限于通或者不通，应仔细阅读造影片带来的蛛丝马迹。如果出现了前面提到的"毛线团"征等，也反过来提示临床医生，患者可能有未被诊断的子宫内膜异位症。手术中应特别注意输卵管壶腹部和伞部。笔者的经验是微小病变并不"小"。如果发现了微小病变的存在，手术处理这类病变有助于提高患者的妊娠率。

　　关于子宫内膜异位症微小病变，事实上在子宫输卵管造影检查中并没有什么特别的规律可循，因为尽管输卵管存在微小异常，但总体仍然是通畅的。但是作为一个经验丰富的生殖外科医生来说，凭借对子宫内膜异位症与不孕关系的判断以及对病史特征和实验室检查结果的把控，综合评估后往往可以对疾病做出一个推测，这就是常说的"探案"般的解读。大多时候，子宫输卵管造影检查像普通的病史和实验室检查一样，为医师提供的是一种思路、一条线索，而不是确定的诊断依据。因此，在评估子宫内膜异位症性不孕患者的造影片时，更需要医师调整思路，"见机行事"。下面会提供一些子宫内膜异位症微小病变的不典型子宫输卵管造影图片与手术图片的对比，旨在帮助读者熟悉这类患者的子宫输卵管造影图片与病史特征。

病例1

　　患者32岁，原发不孕3年半。男方精液常规检查正常。

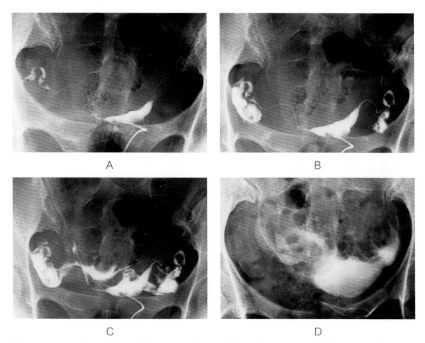

图5-32　子宫输卵管造影图片。A. 子宫及右侧输卵管显影；B. 右侧输卵管壶腹部扩张；C. 右侧输卵管伞端"光晕征"；D. 延迟弥散片可见对比剂进入盆腔涂抹

（1）造影片：见图5-32。

（2）造影片解读：右侧输卵管壶腹部增宽，伞端周围有"光晕征"，因为造影图片上的这种特点更贴近生活中的"棉花糖"，因此笔者把它叫作"棉花糖"征。当对比剂再往远端流动时，可见右侧伞端呈毛刺状。为什么会有这种表现，推测输卵管伞端可能有不止一个开口，对比剂从多个开口均可流出，围绕在远端造成这样的图像特点。延迟弥散片中可见对比剂进入盆腔涂抹，输卵管内无明显残留，输卵管没有完全阻塞。

（3）手术图片：见图5-33。

（4）术中所见：双侧输卵管走行正常，管壁柔软。右侧输卵管壶腹部憩室、黏膜桥及系膜囊肿。左侧输卵管伞端内聚。在直肠子宫陷凹，清晰地看到蓝紫色的子宫内膜异位症病灶。

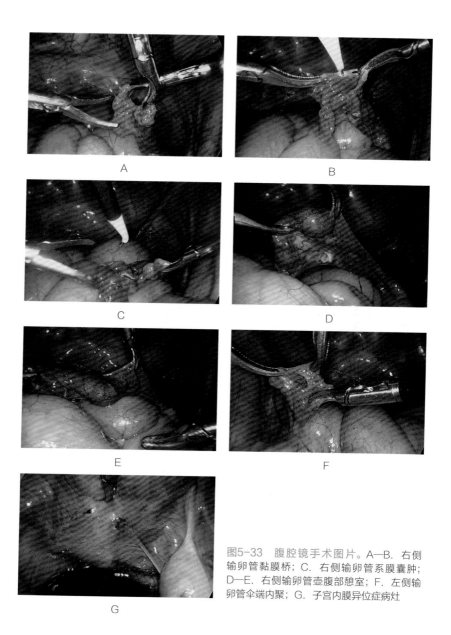

图5-33 腹腔镜手术图片。A—B. 右侧输卵管黏膜桥；C. 右侧输卵管系膜囊肿；D—E. 右侧输卵管壶腹部憩室；F. 左侧输卵管伞端内聚；G. 子宫内膜异位症病灶

病例2

女，31岁，原发不孕3年，卵巢功能正常。男方精液常规检查正常。

（1）造影片：见图5-34。

（2）造影片解读：双侧输卵管显影良好。壶腹部图像复杂，表现为对比剂局部聚集及血管影，延迟弥散片中有局部对比剂残留，子宫偏向一侧。总体感觉是壶腹部肌层缺失，伞端黏膜部分粘连。这些表现均是医师认为可疑的子宫内膜异位症的特征。事实上，这个造影片中的双侧输卵管远端从形态上看更接近于"棉花糖"的感觉，因为双侧远端都有一些对比剂的不规则小面积聚集。因为没有延迟拍片，笔者无法判断这

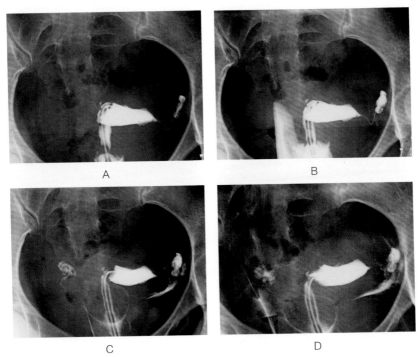

图5-34 子宫输卵管造影图片。A. 子宫偏向左侧；B. 左侧输卵管对比剂局部聚集；C. 右侧输卵管显影；D. 双侧对比剂溢出

些对比剂的最终走行。但从显影片中至少知道几点：①双侧输卵管是通畅的，因为在远端都可以见到对比剂的溢出。②病变锁定在壶腹部到伞端区域。③盆腔没有典型的粘连存在，因为弥散到盆腔的对比剂呈云雾状分布。结合病史中的宫腔息肉以及既往无妊娠史等，考虑到子宫内膜异位症对输卵管远端黏膜与壶腹部肌层的影响，推测此例患者存在输卵管远端微小病变。

（3）**手术图片**：见图5-35。

（4）**术中所见**：于盆腔阴道后穹隆可见子宫内膜异位红色病灶。双侧壶腹部肌层缺失，壶腹部可见多个滤泡囊肿（炎性），右侧输卵管伞端多个开口，左侧输卵管伞端内聚，与术前推断合并多重微小病变相符合。

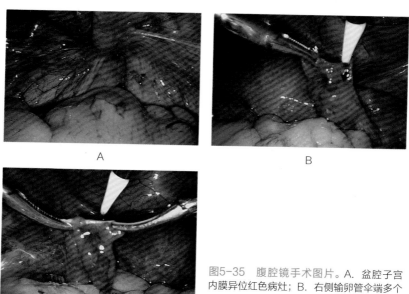

A

B

C

图5-35　腹腔镜手术图片。A. 盆腔子宫内膜异位红色病灶；B. 右侧输卵管伞端多个开口；C. 左侧输卵管伞端内聚

病例3

患者34岁，原发不孕2年。

（1）**造影片：**见图5-36。

（2）**造影片解读：**首先，可以确定双侧输卵管是通畅的。其次，发现这绝对不是正常的输卵管图像，因为双侧壶腹部出现了复杂的乱象，左侧输卵管甚至出现了类似串珠样改变。右侧输卵管远端出现光晕征，说明对比剂在远端溢出时受阻，所以形成多条路径。笔者将病变锁定在壶腹部及伞端区域。结合病史，高度可疑存在子宫内膜异位症性远端微小病变。

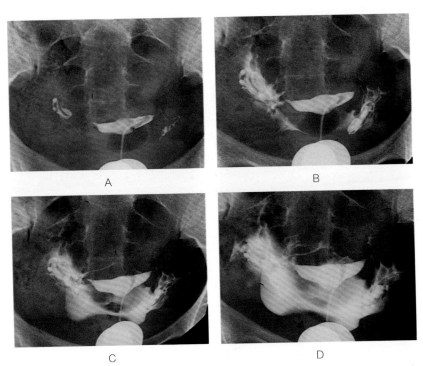

图5-36　子宫输卵管造影图片。A. 双侧输卵管显影；B. 对比剂在远端少量溢出；C. 右侧输卵管"光晕征"；D. 对比剂在盆腔积聚

（3）**手术图片**：见图5-37。

（4）**术中所见**：盆腔可见多处子宫内膜异位症红色病灶及腹膜瘢痕。左侧输卵管壶腹部以下肌层缺失，管腔呈囊性扩张。这种节段性的囊性扩张在输卵管造影中多表现为"串珠"样改变。右侧输卵管伞端浆膜向黏膜侵袭，覆盖后导致对比剂不能顺利通过，在此处形成横向溢出。

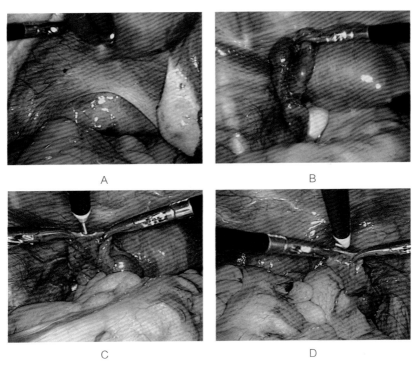

A

B

C

D

图5-37　腹腔镜手术图片。A. 盆腔子宫内膜异位症病灶；B. 左侧输卵管壶腹部肌层缺失；C. 左侧输卵管伞端蹼状粘连；D. 右侧输卵管伞口偏向一侧管腔，浆膜向黏膜覆盖，形成伞口内聚

病例4

　　患者33岁，原发不孕2年。男方精液常规检查正常。G0P0，1年前

生化妊娠1次。

（1）**造影片**：见图5-38。

（2）**造影片解读**：双侧输卵管近端显影良好。右侧输卵管远端呈现复杂图像，可见对比剂四散溢出，无统一对比剂溢出路径。左侧输卵管壶腹部区域出现小囊性改变，壶腹部开始出现肌层菲薄表现。高度怀疑子宫内膜异位症导致的双侧输卵管远端微小病变。

（3）**手术图片**：见图5-39。

（4）**术中所见**：子宫后壁可见典型子宫内膜异位症病灶。双侧输卵管近端走行正常。左侧输卵管壶腹部可见肌层菲薄。右侧输卵管远端黏膜粘连，形成多个黏膜桥及蹼状粘连，伞端上方可见憩室样囊性扩张。术中表现与术前输卵管造影结果高度吻合。

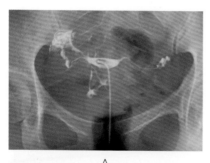

A

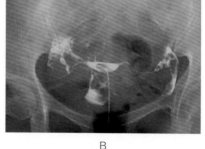

B

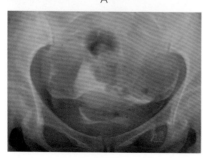

C

图5-38 子宫输卵管造影图片。A. 右侧输卵管远端"乱象"，明显"线团征"；B. 左侧输卵管壶腹部开始出现肌层菲薄表现；C. 延迟弥散片提示双侧输卵管通畅，盆腔无粘连

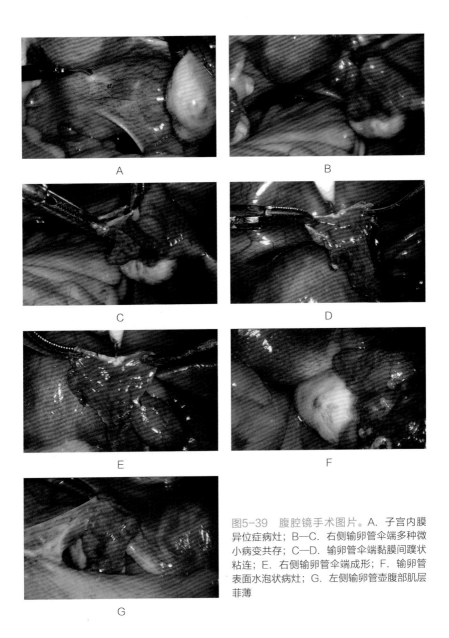

图5-39 腹腔镜手术图片。A. 子宫内膜异位症病灶；B—C. 右侧输卵管伞端多种微小病变共存；C—D. 输卵管伞端黏膜间蹼状粘连；E. 右侧输卵管伞端成形；F. 输卵管表面水泡状病灶；G. 左侧输卵管壶腹部肌层菲薄

病例5

患者32岁，原发不孕3年，男方精液常规检查正常。

（1）造影片：见图5-40。

（2）造影片解读：双侧输卵管远端均出现囊性扩张，但伞端有对比剂溢出，延迟弥散片提示盆腔弥散良好，整体印象：输卵管通畅。

（3）手术图片：见图5-41。

（4）术中所见：子宫后位，表面无粘连和突起。阴道后穹隆可见子宫内膜异位症陈旧及新鲜病灶。双侧输卵管壶腹部均可见典型憩室表现，与子宫输卵管造影结果吻合。

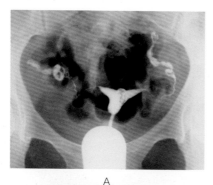

A

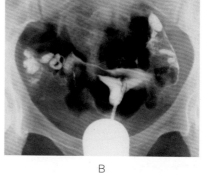

B

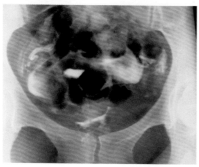

C

图5-40 子宫输卵管造影图片。A. 双侧输卵管显影；B. 双侧输卵管远端一过性扩张；C. 延迟弥散片示对比剂均匀涂抹

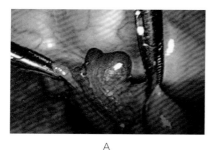
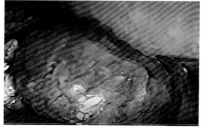

| A | B |

图5-41　腹腔镜手术图片。A. 右侧输卵管憩室；B. 左侧输卵管蝉蜕样憩室改变

病例6

患者32岁，继发不孕5年，一次胎停育史。男方精液常规检查正常。子宫输卵管造影片提示左侧输卵管近端阻塞。

（1）**造影片**：见图5-42。

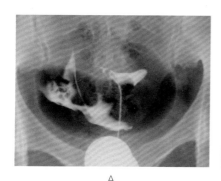
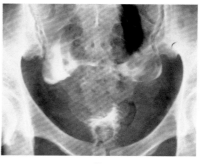

| A | B |

图5-42　子宫输卵管造影图片。A. 右侧输卵管远端对比剂局限性溢出；B. 延迟弥散片示对比剂均匀涂抹

（2）**造影片解读**：延迟弥散片显示双侧输卵管通畅，盆腔弥散良好，无粘连。显影片提示右侧输卵管伞端黏膜粘连，高度可疑黏膜桥。

（3）**手术图片**：见图5-43。

（4）**术中所见：**子宫前位，正常大小，表面光滑，无突起。子宫后壁浆膜面及双侧阔韧带后叶均可见到典型的陈旧性子宫内膜异位灶。左侧骶韧带下方见少许腹膜皱襞及瘢痕，并可见棕色异位病灶，左侧骶骨韧带无明显增厚。右骶骨韧带表面也可见到子宫内膜异位症病灶。双侧输卵管伞端略缩窄，可见黏膜桥。

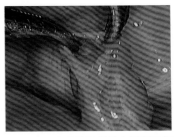

图5-43 腹腔镜手术见右侧输卵管黏膜桥

病例7

患者36岁，原发不孕，男方精液常规检查正常。

（1）**造影片：**见图5-44。

（2）**造影片解读：**这例患者的输卵管造影片给我们的直觉是双侧输卵管周围粘连，因为不论是显影片还是延迟弥散片，都可发现输卵管远端造影剂的聚集。但是仔细观察你会发现，这个所谓的延迟弥散片其实拍摄的时间是有问题的，因为此时的子宫腔内仍存在多量对比剂，这说明延迟弥散片拍摄的时间距显影片很近。换句话说，就是根本没有留给对比剂充分弥散的时间。如果推注速度过快，输卵管近端通畅度极好，就会出现对比剂暂时大量堆积的显影。我们的这个推测在手术中得到了证实。因为双侧输卵管通畅，仅有囊性变和黏膜桥，并没有输卵管与周围组织间的粘连，也没有包裹积液的形成。其实，我们从双侧对比剂聚集的特点中也不难发现那不是包裹积液，而是暂时没有弥散开来的对比剂。因为对比剂形态不规则，没有包裹积液特有的边界表现。

（3）**手术图片：**见图5-45。

（4）**术中所见：**子宫中位，阴道后穹隆可见子宫内膜异位症陈旧病灶及腹膜瘢痕。双侧输卵管伞端均可见黏膜桥样粘连。右侧输卵管远端

可见系膜囊肿。双侧输卵管壶腹部肌层菲薄，囊性变，亚甲蓝通液可见
壶腹部囊性扩张改变。

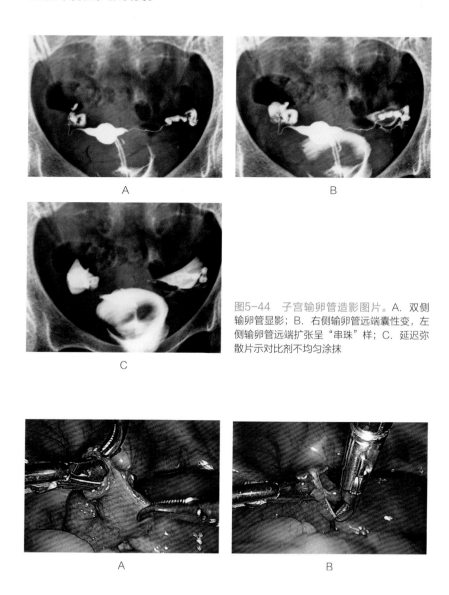

图5-44　子宫输卵管造影图片。A. 双侧
输卵管显影；B. 右侧输卵管远端囊性变，左
侧输卵管远端扩张呈"串珠"样；C. 延迟弥
散片示对比剂不均匀涂抹

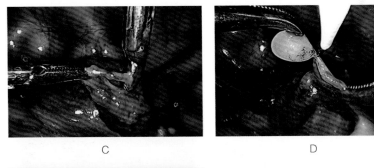

C

D

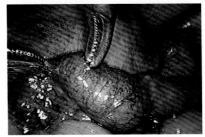

E

图5-45 腹腔镜手术图片。A—C. 右侧输卵管黏膜桥；D. 右侧输卵管伞端系膜囊肿；E. 右侧输卵管壶腹部囊性变

病例8

患者40岁，继发不孕4年。男方精液常规检查正常。

（1）造影片：见图5-46。

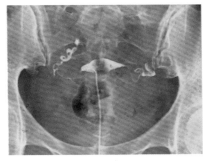

A

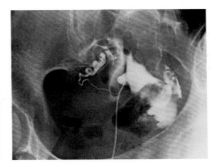

B

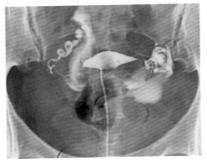

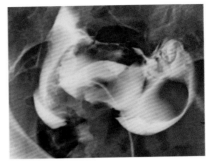

C   D

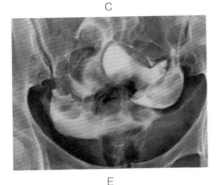

图5-46　子宫输卵管造影图片。A. 双侧
输卵管显影；B—C. 左侧输卵管远端出现
"线团"样表现；D—E. 延迟弥散片示双侧输
卵管无粘连

E

（2）造影片解读：子宫及双侧输卵管显影良好。右侧输卵管远端可
见小球形突起。左侧输卵管远端表现为"线团"征，即对比剂不是单一
出口线性溢出，而是在局部多处缓慢溢出。这种表现多提示输卵管壶腹
部远端肌层菲薄，可能存在憩室甚至副开口。

（3）手术图片：见图5-47。

（4）术中所见：阴道后穹隆呈半封闭状态，分离中可见子宫内膜异
位症咖啡色液体溢出。右侧输卵管远端可见典型子宫内膜异位症陈旧病
灶。双侧输卵管壶腹部肌层菲薄，与输卵管造影诊断结果相符。该例患
者术后半年自然妊娠并足月分娩。

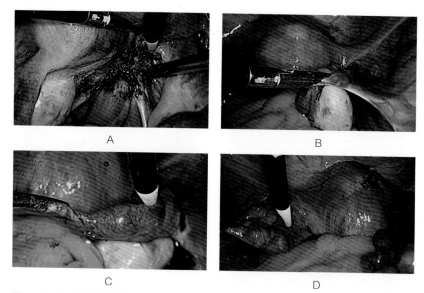

图5-47　腹腔镜手术图片。A. 盆腔子宫内膜异位症阴道后穹隆半封闭；B. 右侧输卵管子宫内膜异位病灶；C. 右侧输卵管壶腹部肌层菲薄，囊性变；D. 左侧输卵管憩室

病例9

患者27岁，人工流产术后未避孕未孕2年。G1P0，基础内分泌检查示偶有泌乳素及睾酮升高状态。男方精液常规检查正常。

（1）**造影片**：见图5-48。

（2）**造影片解读**：子宫稍向右偏，充盈良好。双侧输卵管近端形态良好，壶腹部可见明显增粗，不除外肌层菲薄。双侧伞端可见大量对比剂溢出，延迟弥散片示盆腔弥散良好。结合病史，考虑为盆腔子宫内膜异位症微小病变。

（3）**手术图片**：见图5-49。

（4）**术中所见**：子宫水平位，后壁可见典型子宫内膜异位症病灶。双侧输卵管远端通畅，伞端良好。双侧输卵管壶腹部肌层菲薄，伞端黏膜可见黏膜桥样粘连。随访：术后7个月自然妊娠。

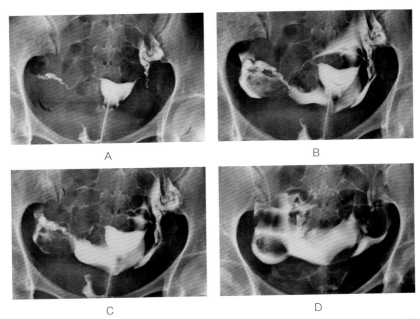

A

B

C

D

图5-48　子宫输卵管造影图片。A. 子宫及双侧输卵管近端显影良好；B. 双侧壶腹部增粗；C. 双侧远端对比剂溢出；D. 延迟弥散片示对比剂涂抹均匀

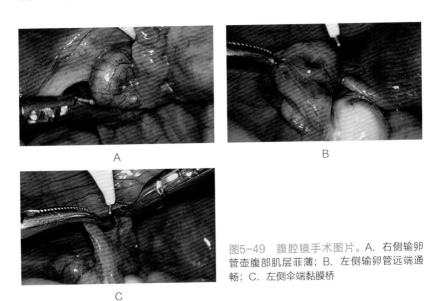

A

B

C

图5-49　腹腔镜手术图片。A. 右侧输卵管壶腹部肌层菲薄；B. 左侧输卵管远端通畅；C. 左侧伞端黏膜桥

患者30岁，原发不孕2年。TVS示子宫腔内不均回声团，息肉可能。男方精液常规检查正常。

（1）造影片：见图5-50。

（2）造影片解读：这几乎是一份挑不出太多问题的造影片，双侧输卵管绝对通畅。从延迟弥散片中我们可以得知盆腔没有粘连，双侧输卵管远端完全开放。但是为什么这么好的输卵管、这么年轻的患者会处于持续不孕状态？患者偶尔升高的泌乳素、睾酮和时而出现的子宫腔不均回声团（息肉）又提示了什么？带着这些疑问，我们再回过头去看显影片。这时我们发现在左侧输卵管的上方有一个"球形"影，也可以叫作"水滴"影。它与壶腹部其他位置的正常扩张稍有不同，不是管腔的扩张，而是局部圆形。因此，结合病史与其他实验室检查，我们高度怀疑患者存在盆腔子宫内膜异位症输卵管远端微小病变。

（3）手术图片：见图5-51。

（4）术中所见：于阴道前后穹隆均可见子宫内膜异位症典型病灶。双侧卵巢表面可见多处陈旧病灶，电灼可见黏稠的巧克力样液体溢出。双侧输卵管壶腹部肌层菲薄，远端完全通畅。

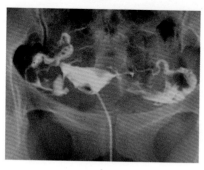
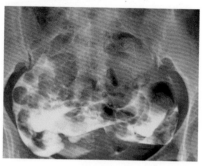

A   B

图5-50 子宫输卵管造影图片。A. 双侧输卵管通畅；B. 延迟弥散片示盆腔无粘连

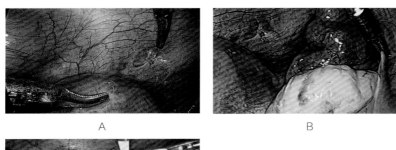

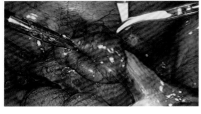

图5-51　腹腔镜手术图片。A. 盆腔多处子宫内膜异位症病灶；B. 右侧输卵管微小病变及卵巢子宫内膜异位症病灶；C. 右侧输卵管肌层菲薄

病例11

患者32岁，原发不孕2年，血清CA125 202 U/L。

（1）造影片：见图5-52。

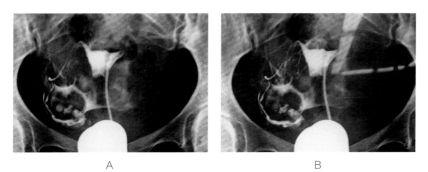

图5-52　子宫输卵管造影图片。A. 左侧输卵管近端不显影，右侧输卵管远端见三个孤立的对比剂溢出影；B. 子宫表面可见血管影

（2）**造影片解读：**子宫及右侧输卵管显影良好，左侧输卵管近端起完全不显影。第二张图片显示宫旁出现血管影。右侧输卵管远端出现了三个互不相连的"小球形"影，考虑为对比剂从三个出口同时溢出所致。虽然没有延迟弥散片，但是从对比剂盆腔分布的特征来看，盆腔内基本没有粘连形成。因此，高度可疑左侧输卵管近端阻塞为管腔黏液栓所致。结合患者CA125明显升高的特点，推测存在盆腔子宫内膜异位症，右侧输卵管远端微小病变。

（3）**手术图片：**见图5-53。

（4）**术中所见：**盆腔多处子宫内膜异位症陈旧及新鲜病灶。双侧输卵管近端外观正常。右侧输卵管远端可见三个破损开口，亚甲蓝液体可同时从三个口溢出，与子宫输卵管造影片表现相符。左侧输卵管近端通畅，远端可见囊性变，为输卵管远端微小病变。患者于术后10个月自然妊娠。

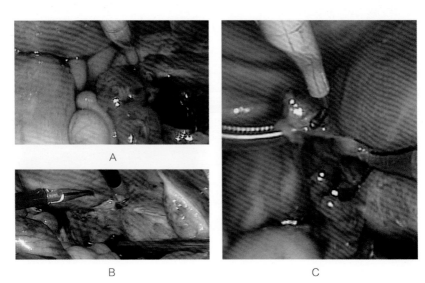

图5-53 腹腔镜手术图片。A. 右侧输卵管远端多个破损开口；B. 盆腔子宫内膜异位症；C. 左侧输卵管伞端上方囊性扩张，近端通畅

　　患者39岁，原发不孕5年，血清CA125轻度升高，为89.52 U/L。

　　（1）造影片：见图5-54。

　　（2）造影片解读：这又是一个几乎找不出太大问题的造影片，双侧输卵管通畅，盆腔弥散好。结合血浆CA125水平升高，且合并原发不孕的病史，不能除外盆腔子宫内膜异位症相关不孕。再回头看显影片，会发现右侧输卵管远端有一个孤立的"小球形"影，高度可疑右侧输卵管远端憩室。

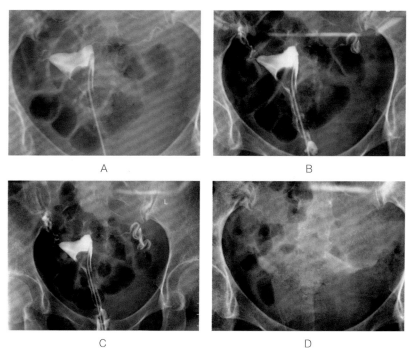

图5-54　子宫输卵管造影图片。A. 子宫显影正常；B—C. 双侧输卵管通畅；D. 盆腔弥散良好

（3）**手术图片：**见图5-55。

（4）**术中所见：**于阴道后穹隆可见多处子宫内膜异位症陈旧及新鲜病灶。双侧输卵管通畅，右侧可见副开口，左侧可见伞端上方囊性变。患者术后半年自然妊娠足月分娩。

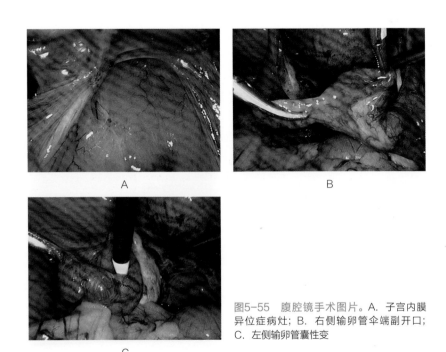

图5-55　腹腔镜手术图片。A. 子宫内膜异位症病灶；B. 右侧输卵管伞端副开口；C. 左侧输卵管囊性变

第六章

容易误读的
造影图片

一、对比剂逆流入血管

操作不规范，对比剂逆流入血管导致的异常造影片（图6-1）。

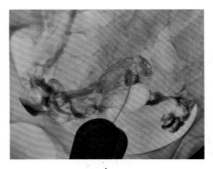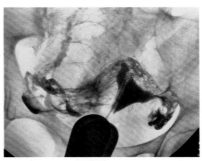

A   B

图6-1　子宫输卵管造影图片。A—B. 对比剂逆流入血管

病例2

子宫内膜异位症病变导致对比剂大量进入子宫旁血管。

（1）造影片：见图6-2。

（2）造影片解读：子宫位置较高，双侧输卵管显影良好，但远端均可见小球形影。随着对比剂的增加，子宫旁出现对比剂入血的表现。延迟弥散片显示盆腔无粘连，双侧输卵管无积水。为什么对比剂会大量入血，观察造影当日子宫内膜状态并无过薄或过厚，亦无盆腔炎性表现。结合患者原发不孕病史，高度可疑子宫内膜异位症。

（3）手术图片：见图6-3。

（4）术中所见：盆腔多处子宫内膜异位症陈旧及新鲜病灶，双侧卵巢下界与同侧骶骨韧带粘连，分离时可见咖啡色液体流出。右侧输卵管周围炎性增生，伞端见两个开口，输卵管壶腹部肌层极为菲薄，基本上不可见。左侧输卵管可见典型黏膜桥，壶腹部肌层菲薄，与对侧相同。

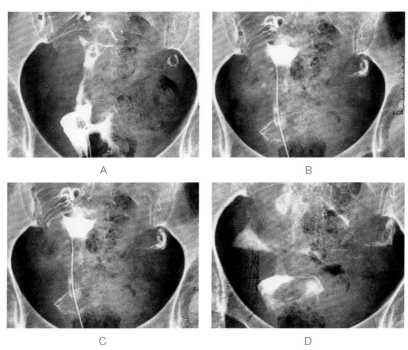

A

B

C

D

图6-2　子宫输卵管造影图片。A. 子宫显影；B. 双侧输卵管显影，远端可见小球形影；C. 子宫旁见对比剂入血；D. 延迟弥散片示盆腔无粘连

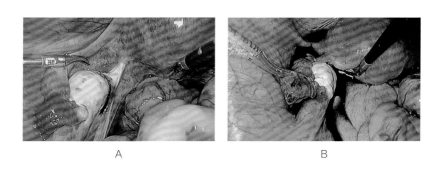

A

B

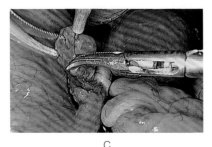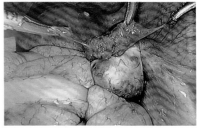

C   D

图6-3　腹腔镜手术图片。A. 左侧卵巢下极与子宫骶韧带粘连；B. 左侧输卵管壶腹部肌层菲薄；C. 左侧输卵管伞端黏膜桥；D. 右侧输卵管伞端双开口

二、盆腔手术术后造影

有卵巢子宫内膜异位症囊肿剥除史者，应该警子宫输卵管造影片显示有时可能会有偏差，解读时需慎重。

病例

患者29岁，原发不孕2年半。3年前因双侧卵巢子宫内膜异位囊肿行腹腔镜双侧卵巢囊肿剥除术。

（1）造影片：见图6-4。

（2）造影片解读：这一病例的问题主要在延迟弥散片上，因为延迟弥散片为我们呈现的是一个基本正常的盆腔状态，显示没有粘连，双侧输卵管通畅。但是回过头看显影片时，明确的诊断就是双侧输卵管积水。按照我们惯常的思路，应该是，虽然双侧输卵管在显影片中有类似积水的表现，但是延迟弥散片提示显影片中的积水可能是假象。如果该患者没有既往的卵巢子宫内膜异位症囊肿剥除病史，我们很有可能会考虑双侧输卵管粘连，远端开放。但是结合既往手术，尤其是卵巢子宫内膜异位症囊肿手术的病史，我们就不能完全信任延迟弥散片的表现，要按照双侧输卵管积水且可能切除输卵管的思路来评估输卵管的去留，并在术前向患者交代清楚。

（3）手术图片：见图6-5。

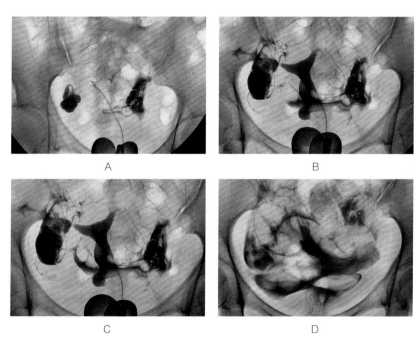

A   B

C   D

图6-4　子宫输卵管造影图片。A—C. 双侧输卵管显影，远端扩张呈积水表现；D. 延迟弥散片示盆腔无粘连

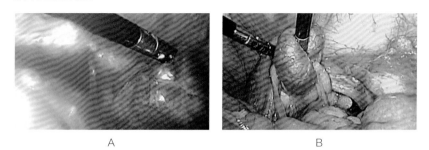

A   B

图6-5　腹腔镜手术图片。A. 右侧输卵管积水；B. 左侧输卵管积水

（4）**术中所见**：术中发现双侧输卵管完全积水，但积水最远端有细微漏孔，可使对比剂缓慢流出。手术按照输卵管积水评分及成形方式处理。

三、特殊病变引起异常的造影图片

病例1

患者28岁，原发不孕3年，卵巢功能良好。既往体健，无手术史。男方精液常规正常。

（1）造影片：图6-6。

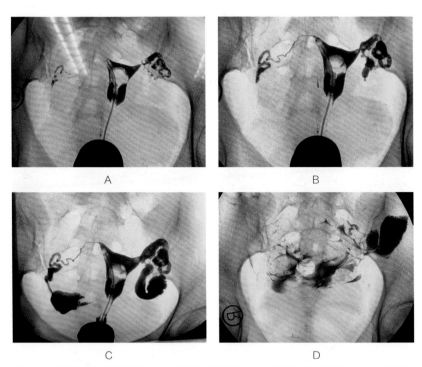

图6-6　子宫输卵管造影图片。A. 双侧输卵管显影；B. 双侧输卵管远端阻塞；C. 双侧输卵管积水；D. 延迟弥散片显示左侧输卵管积水，右侧输卵管通畅，盆腔无粘连

（2）**造影片解读**：延迟弥散片清晰地提示左侧输卵管积水，盆腔无粘连，右侧输卵管状态良好。患者原发不孕，无任何盆腔感染病史，无输卵管通液操作史。如果积水为逆行性感染导致，为什么左侧输卵管已经感染形成积水而右侧输卵管却完全正常？这种状态明显不符合逆行性盆腔感染的特征。因此，我们有理由怀疑左侧输卵管远端的闭锁可能来自特殊病变甚至先天异常。

（3）**手术图片**：图6-7。

（4）**术中所见**：子宫位置正常，表面无粘连。盆腔无任何炎症性粘连表现，但阴道后穹隆可见子宫内膜异位症陈旧病灶。右侧输卵管外观及伞端完全正常，亚甲蓝通液通畅。左侧输卵管远端可见正常伞端纤毛，但伞端上方1 cm处管腔完全闭锁，有积水形成。打开积水，可见管腔黏膜基本消失，仅剩余三根黏膜脊。输卵管管腔黏膜的消失说明受压时间久，积水时间长。

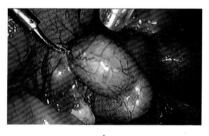

A

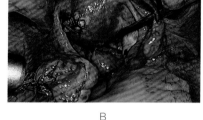

B

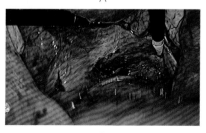

C

图6-7　腹腔镜手术图片。A. 左侧输卵管伞端纤毛正常、丰富，上方管腔闭锁形成积水；B. 右侧输卵管外观及伞端完全正常；C. 盆腔无粘连，阴道后穹隆可见子宫内膜异位症病灶

病例2

　　患者41岁，原发不孕，反复IVF失败。男方精液常规检查正常。

　　（1）造影片：见图6-8。

　　（2）造影片解读：子宫偏向右侧。右侧输卵管近端显影良好，远端典型积水影，但边缘光滑，无血管影，对比剂较浓，提示右侧输卵管积水管壁可能较厚，管腔黏膜受压时间长，损伤较重。与上一病例相似，如果为细菌感染，为什么只有右侧输卵管损伤如此严重，而左侧完全不受影响呢？分析患者的病史，发现原发不孕、反复IVF-ET失败，高度怀疑子宫内膜异位症性右侧输卵管异常性积水形成。

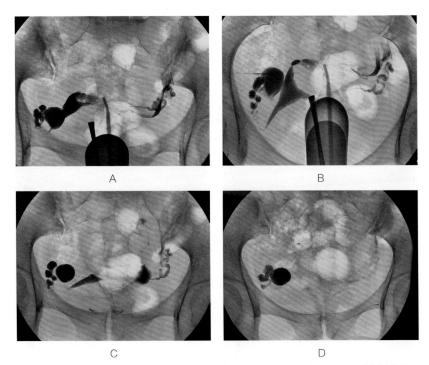

图6-8　子宫输卵管造影图片。A. 右侧输卵管近端显影，远端积水；B—C. 右侧输卵管积水，远端对比剂浓厚，左侧输卵管通畅；D. 延迟弥散片示右侧输卵管积水，盆腔无粘连

（3）手术图片：见图6-9。

（4）术中所见：右侧输卵管远端可见假伞，假伞上方可见完全闭锁，积水形成。打开积水后见管腔内只剩下三条黏膜高脊，其余部分黏膜完全消失。此表现与其他子宫内膜异位症导致的输卵管伞端上方闭锁的现象相符。手术行袖口转外翻缝合。左侧输卵管紧密粘连于左侧卵巢下方，伞端黏膜丰富，亚甲蓝可顺利流入盆腔。分离粘连过程中可见黏稠咖啡色液体流出。在左侧输卵管外侧及表面均可见子宫内膜异位症陈旧病灶。在子宫后方可见多处子宫内膜异位症陈旧及新鲜病灶。此盆腔表现与输卵管造影所见高度契合，为子宫内膜异位症性右侧输卵管伞端上方闭锁性损伤。左侧输卵管伞端黏膜完全正常（这也是子宫内膜异位症输卵管损伤的特征）。

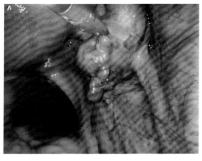
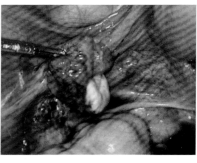

A   B

图6-9　腹腔镜手术图片。A. 右侧输卵管远端见假伞，上方见积水形成；B. 左侧输卵管通畅，伞端黏膜丰富，盆腔见子宫内膜异位症病灶

第七章

如何增加子宫输卵管造影诊断的准确性

传统的造影检查方式为先推注对比剂再摄片。因推注者无法观察对比剂充盈子宫、输卵管并弥散入盆腔时的动态过程，故无法很好地控制推注的量及速度。虽然可以看到大量对比剂弥散于整个盆腔，但输卵管形态以及对比剂到底是由哪一侧输卵管流出的则常常难以判断，从而得到假阴性的结果。此外，对于较细微的异常，如在造影开始时可见的子宫腔充盈缺损在对比剂大量弥散后难以发现，从而造成漏诊。由于妇科医生负责推注对比剂，而由放射科医生负责决定摄片时机，常常较为主观，以致最终的摄片效果无法保证，造成日后其他医生读片时的困难。

　　对美国生殖内分泌及生殖外科医生的一项调查发现[46]：在57.5%的医学中心，子宫输卵管造影术是由生殖医生自己操作的。即便在这些自己做子宫输卵管造影的中心，仅有38.6%的医生是自己独立解读造影片，而多数情况（61.4%）是由放射科医生来判读结果并做出诊断。虽然我国尚没有相关情况的准确调查，但是情况类似，许多中心的子宫输卵管造影是由放射科医生操作、读片、报告，生殖医生并没有亲临现场，无法动态观察对比剂通过子宫及输卵管时的具体情况，从而丢失了相当一部分造影所提供的信息。而当患者拿着子宫输卵管造影结果来生殖中心就诊时，甚至有医生完全忽略造影片，仅仅根据放射科医生的报告做出最终诊断。不同科室医生的视角不同，关注点也可能略有差异，我们建议所有生殖医生都不要单纯依靠放射科医生给出的报告做出诊断。必要时应该与做造影的放射科医生共同探讨，结合患者的病史及查体等其他检查做出综合判断，以提高诊断的准确性和一致性。

第八章

典型案例
解读

患者32岁，继发不孕3年，G1P0，人工流产1次，卵巢储备功能正常。男方精液常规检查正常。

（1）造影片：见图8-1。

（2）造影片解读：显影片提示双侧输卵管近端显影良好，延迟弥散片显示双侧输卵管远端管型不规则，对比剂局部蔓延，说明输卵管远端并未完全阻塞。右侧输卵管远端膨大，但边缘光滑，推测为可修复薄壁

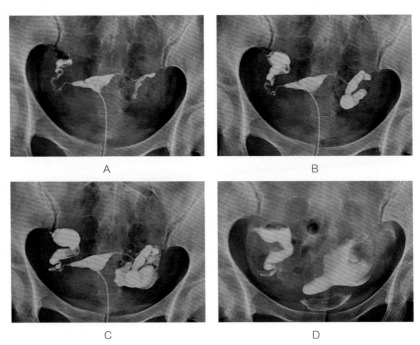

A   B

C   D

图8-1　子宫输卵管造影图片。A. 双侧输卵管近端显影良好；B. 右侧输卵管远端积水；C. 左侧输卵管远端区域对比剂大量积聚；D. 延迟弥散片示对比剂局部蔓延

积水。左侧输卵管远端有一片对比剂浓厚的实性区域，推测此处输卵管壁增厚、纤维增生，可能损伤程度较重。但延迟弥散片中左侧输卵管远端可见对比剂溢出，提示远端有开口，且黏膜可能比较丰富。

（3）手术图片：见图8-2。

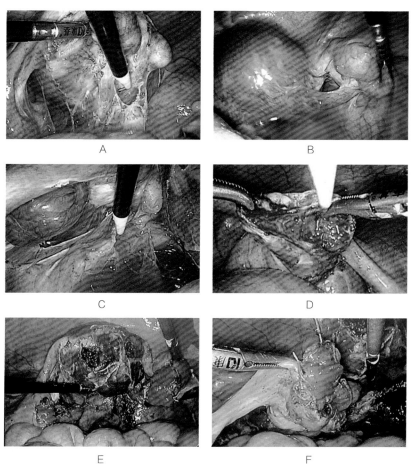

A

B

C

D

E

F

图8-2　腹腔镜手术图片。A. 盆腔严重粘连；B. 右侧输卵管周围粘连，薄壁积水；C. 左侧输卵管周围严重粘连；D. 左侧输卵管管腔结节性厚壁区域；E. 右侧输卵管伞端成形后黏膜丰富；F. 左侧输卵管伞端黏膜丰富，但整体缩短状态次于右侧

（4）**术中所见：**子宫与双侧附件多重膜样粘连于子宫后方。对双侧附件区包裹粘连分离前见不到卵巢及输卵管远端。右侧输卵管远端薄壁积水，成形后黏膜丰富，与术前子宫输卵管造影图片相符。左侧输卵管远端闭锁，在闭锁端上方外侧可见管壁明显增厚，内含丰富血运，提示炎症明显，但分离后伞端黏膜丰富，与术前评估相符。

病例2

患者29岁，原发不孕3年，卵巢储备功能良好。男方精液常规检查正常。

（1）**造影片：**见图8-3。

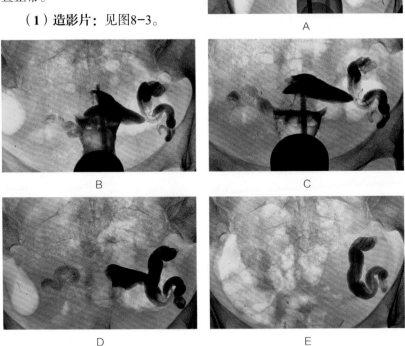

图8-3 子宫输卵管造影图片。A. 双侧输卵管近端显影良好，走行柔和；B. 左侧输卵管远端膨大，边缘光滑；C. 右侧输卵管远端淡影，左侧远端对比剂外溢；D. 右侧仍呈现淡影聚集，左侧出现腊肠样变，边缘仍光滑；E. 延迟弥散片清晰显示左侧输卵管积水，右侧可疑周围轻度粘连

（2）**造影片解读：**子宫稍向左偏，显影良好。双侧输卵管近端走行柔和，显影清晰。右侧输卵管对比剂始终呈淡影均匀分布，提示状态较好，伞端黏膜可能较丰富。左侧输卵管呈典型积水管型，特别是延迟弥散片可见清晰管型存留。但无论显影片还是延迟弥散片呈现的积水管型边缘均光滑，无血管影，对比剂浓淡均匀一致，提示薄壁积水，损伤为Ⅲ期，可修复。

（3）**手术图片：**见图8-4。

（4）**术中所见：**子宫后壁与双侧附件膜样粘连。双侧输卵管与卵巢膜样粘连。双侧输卵管远端闭锁，在右侧最远端可见细孔，亚甲蓝液体缓慢溢出。左侧输卵管远端闭锁，无孔。打开双侧伞端后见黏膜丰富，成形后形态良好。盆腔状态与子宫输卵管造影结果高度吻合，术前术后诊断一致。术后1个月患者自然宫内妊娠。

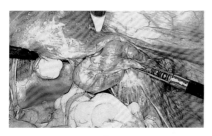

A

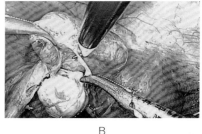

B

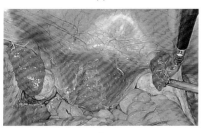

C

图8-4 腹腔镜手术图片。A. 右侧输卵管薄壁积水，周围粘连；B. 左侧输卵管薄壁积水，周围粘连；C. 双侧输卵管伞端黏膜丰富

患者26岁，原发不孕1年，超声发现输卵管积水1个月。卵巢储备功能良好。男方精液常规检查正常。

（1）造影片：见图8-5。

（2）造影片解读：双侧输卵管近端走行柔和、良好。输卵管远端逐渐扩张、增粗，远端闭锁。随着对比剂大量进入管腔，可见左侧输卵管远端出现对比剂断裂带，在最远端对比剂实性增多，不除外管壁增厚造成。右侧输卵管远端出现血管影且形态不规则。整体造影片显示双侧输卵管损伤较重。

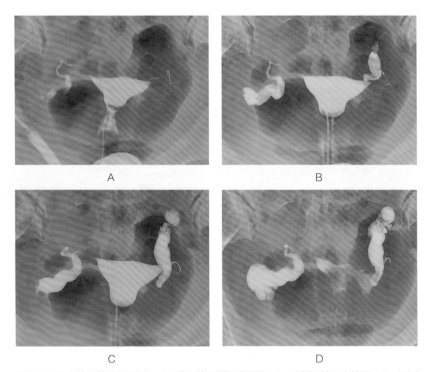

图8-5　子宫输卵管造影图片。A. 输卵管双侧近端显影；B. 双侧远端积水管型；C. 双侧输卵管远端出现细微血管影；D. 左侧输卵管远端出现结节性区域，右侧远端形态不规则

（3）手术图片：见图8-6。

（4）术中所见：双侧输卵管远端闭锁，积水形成。左侧输卵管管腔黏膜丰富，但远端管壁增厚。打开闭锁管腔，薄化处理管壁，外翻缝合成形后保留。右侧输卵管管腔内黏膜稀疏，管壁增厚，损伤为Ⅳ期，切除。

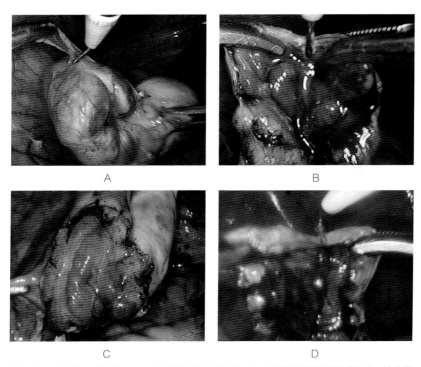

图8-6　腹腔镜手术图片。A. 左侧输卵管远端闭锁；B. 左侧输卵管管腔黏膜丰富、管壁增厚；C. 左侧输卵管成形后保留；D. 右侧输卵管损伤为Ⅳ期

病例4

患者37岁，继发不孕4年，G3P1，顺产1子，既往人工流产及药物流产各1次。男方精液常规检查正常。

（1）**造影片**：见图8-7。

（2）**造影片解读**：子宫稍向右偏。双侧输卵管近端显影良好，走行柔和。右侧输卵管远端典型积水影，边缘光滑，提示薄壁积水可修复。于左侧输卵管远端可见膨大，但延迟弥散片无痕迹，提示左侧输卵管周围粘连但远端开放。

（3）**手术图片**：见图8-8。

（4）**术中所见**：盆腔状态与子宫输卵管造影检查显示高度契合。右侧输卵管薄壁积水，管腔黏膜丰富，修复后保留。左侧输卵管因远端部分开放，黏膜基本未受损，更为丰富，成形后保留。

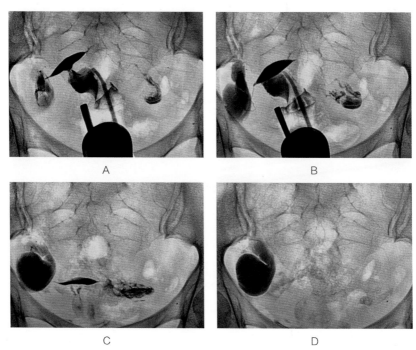

图8-7　子宫输卵管造影图片。A. 子宫右偏，右侧远端出现对比剂淡影聚集；B. 右侧见对比剂聚集，左侧远端膨大，但有对比剂溢出；C. 延迟弥散片提示右侧输卵管远端积水，左侧粘连；D. 延迟弥散片示左侧对比剂完全散开，提示输卵管远端开放，周围无包裹或粘连

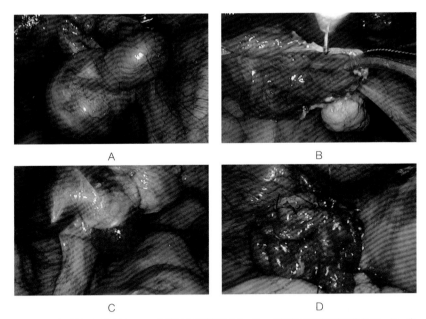

A   B

C   D

图8-8　腹腔镜手术图片。A. 右侧输卵管薄壁积水；B. 右侧输卵管管腔黏膜丰富；C. 左侧输卵管粘连远端内聚开放；D. 左侧输卵管粘连分离成形后黏膜丰富

病例5

患者29岁，继发不孕1年，G1P0，人工流产1次。男方精液常规检查正常。

（1）造影片：见图8-9。

（2）造影片解读：右侧输卵管缓慢显影，远端可见对比剂充盈，光滑均匀，边缘可见清晰黏膜影，提示输卵管损伤为Ⅲ期以下，可修复。左侧输卵管从近端起不显影，但延迟弥散片可见附件区有少量对比剂影。从右侧输卵管远端状态推断盆腔感染比较局限且不严重，不除外左侧假性近端阻塞可能。具体情况术前无法判断，待术中二次评估。

（3）手术图片：见图8-10。

（4）术中所见：子宫及双侧附件区多重膜样粘连，分离后双侧输卵管与卵巢恢复正常独立的解剖关系。右侧输卵管远端完全闭锁，管壁菲薄，打开后管腔黏膜较丰富。左侧输卵管与卵巢粘连，远端未完全闭锁。打开半封闭的左侧远端后可见丰富的伞端黏膜。

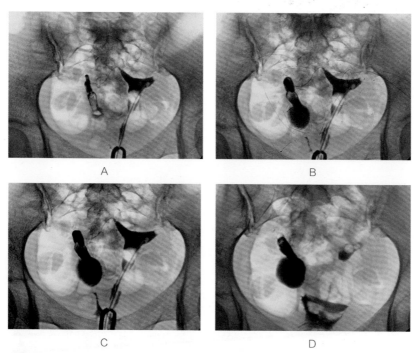

图8-9 子宫输卵管造影图片。A. 子宫及右侧输卵管显影；B. 右侧输卵管远端闭锁，边缘光滑，可见伞端纤毛；C. 右侧伞端黏膜影更加清晰；D. 右侧输卵管薄壁积水，左侧可疑假性近端阻塞

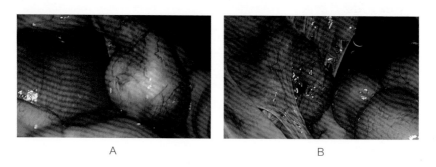

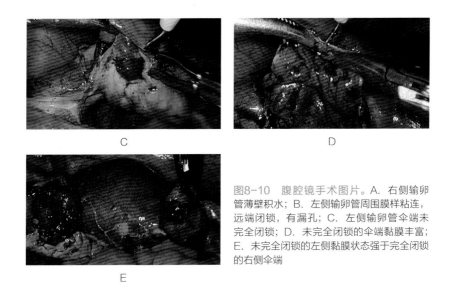

图8-10 腹腔镜手术图片。A. 右侧输卵管薄壁积水；B. 左侧输卵管周围膜样粘连，远端闭锁，有漏孔；C. 左侧输卵管伞端未完全闭锁；D. 未完全闭锁的伞端黏膜丰富；E. 未完全闭锁的左侧黏膜状态强于完全闭锁的右侧伞端

病例6

患者34岁，原发不孕2年。

（1）造影图片：见图8-11。

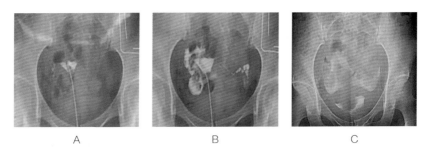

图8-11 子宫输卵管造影图片。A. 子宫及双侧输卵管近端显影正常；B. 右侧输卵管迂曲；C. 盆腔延迟弥散片示无对比剂残留

（2）**造影片解读**：右侧输卵管迂曲，对比剂流出缓慢，但盆腔延迟弥散片示无对比剂残留，考虑右侧输卵管远端非阻塞性病变。结合患者原发不孕病史，高度怀疑输卵管远端微小病变。

（3）**手术图片**：见图8-12。

（4）**术中所见**：腹腔镜术中证实右侧输卵管伞端黏膜桥样病变。正如我们预料，于盆腔探及子宫内膜异位症病灶。

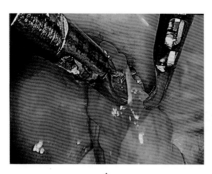 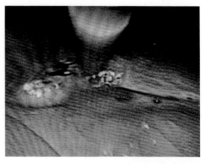

A   B

图8-12　腹腔镜手术图片。A. 右侧输卵管伞端黏膜桥样病变；B. 盆腔子宫内膜异位症病灶

病例7

患者31岁，原发不孕。采用超声监测排卵规律，男方精液常规正常。

（1）**造影图片**：见图8-13。

（2）**造影片解读**：双侧输卵管近端显影，远端对比剂积聚，延迟弥散片示对比剂在盆腔积聚，为典型积水表现。

（3）**手术图片**：见图8-14。

（4）**术中所见**：双侧输卵管积水，输卵管管壁增厚，周围粘连，属于Ⅲ期损伤。

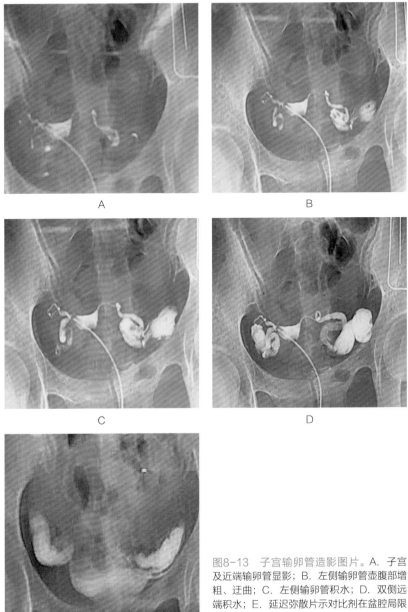

图8-13　子宫输卵管造影图片。A. 子宫
及近端输卵管显影；B. 左侧输卵管壶腹部增
粗、迂曲；C. 左侧输卵管积水；D. 双侧远
端积水；E. 延迟弥散片示对比剂在盆腔局限
性积聚

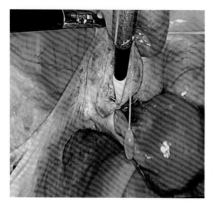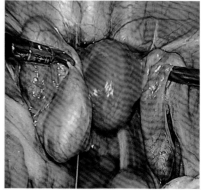

A
B

图8-14　腹腔镜手术图片。A. 左侧输卵管积水，周围粘连；B. 双侧输卵管积水

参考文献

［1］中华医学会放射学分会介入专委会妇儿介入学组. 子宫输卵管造影中国专家共识［J］. 中华介入放射学电子杂志, 2018, 6（3）: 7-9.

［2］DREYER K, VAN RIJSWIJK J, MIJATOVIC V, et al. Oil-based or water-based contrast for hysterosalpingography in infertile women［J］. N Engl J Med, 2017, 376（21）: 2043-2052.

［3］曾玖芝, 芝孙燕, 江酉琼, 等. 两种碘对比剂在子宫输卵管造影检查中的应用比较［J］. 中国计划生育学杂志, 2010, 18: 308-309.

［4］MOHIYIDDEEN L, HARDIMAN A, FITZGERALD C, et al. Tubal flushing for subfertility［J］. Cochrane Database Syst Rev, 2015, Issue5. Art. No. CD003718.

［5］National Institute for Clinical Excellence. Fertility assessment and treatment for people with fertility problems. Clinical guildline, February 2004. National Collaborating Centre for Women's and Children Health. London: RCOG Press. 2004: 12.

［6］薛东坡, 季洪亮, 韩雪, 等. T型管胆道造影远距离遥控推药装置的研制与应用［J］. 中华放射医学与防护杂志, 2002, 22（2）: 123.

［7］王淑贞. 实用妇产科学［M］. 北京: 人民卫生出版社, 1987: 1045-1046.

［8］NUNLEY W C, BATEMAN B G, KITCHIN J D, et al. Intravasation during hysterosalpingography using oil-base contrast medium—a second look［J］. Obstet Gynecol, 1987, 70（3 Pt 1）: 309-312.

［9］UZUN O, FINDIK S, DANACI M, et al. Pulmonary and cerebral oil embolism after hysterosalpingography with oil soluble contrast medium［J］. Respirology, 2004, 9（1）: 134−136.

［10］VICKRAMARAJAH S, STEWART V, VAN REE K, et al. Subfertility: what the radiologist needs to know［J］. Radiographics, 2017, 37（5）: 1587-1602.

［11］郑兴邦, 关菁. 子宫输卵管造影的图像解读［J］. 中国实用妇科与产科杂志, 2019, 35（1）: 77-80.

［12］VALENTINI A L, MUZII L, MARANA R, et al. Fallopian tube disease: the cobblestone pattern as a radiographic sign [J] . Radiology, 2000, 217（2）: 521−525.

［13］王莉, 王国华, 穆卫红, 等. 盆腔粘连形成的研究进展. 生殖医学杂志, 2004, 13（5）: 317-320.

［14］SWART P, MOL B W, VAN DER VEEN F, et al. The accuracy of hysterosal-pingographyin the diagnosis of tubal pathology: a meta-analysis [J]. Fertil Steril, 1995, 64:486-491.

［15］张桂元, 蔡名金, 魏慧慧, 等. 子宫输卵管造影不同征象在盆腔粘连性不孕诊断中的价值 [J]. 中国微创外科杂志, 2018, 18（8）: 711-714.

［16］MUZII L, MARANA R. Improvement of hysterosalpingographic accuracy in the diagnosis of peritubal adhesions [J]. Am J Roentgenol, 2000, 175:1173 -1177.

［17］吴恩惠. 中华影像医学 [M]. //王霄英, 蒋学祥. 泌尿生殖系统卷. 2 版. 北京: 人民卫生出版社, 2012: 338-380.

［18］周伟生, 赵萍. 妇产科影像诊断与介入治疗 [M]. 北京: 人民军医出版社. 2012: 147-115.

［19］KRISHNA UR, SATHE AV, MEHTA H, et al. Tubal factors in sterility: lalaparoscopic study of 697 cases of sterility [J]. J Obstet Gynecol India, 1979, 29:663-667.

［20］DYE C, WATT CJ, BLEED DM, et al. Evolution of tuberculosis control and prospects for reducing tuberculosis incidence, prevalence and deaths globally [J]. JAMA, 2005, 293:2767-2775.

［21］QURESHI R N, SAMMAD S, Hamd R, et al. Female genital tuberculosis revisited [J]. J Pak Med Assoc, 2001, 51（1）:16-18.

［22］MERCHANT S A, BHARATI A H, BADHE P B. Female genital tract tuberculosis: a review of hysterosalpingographic appearances Part 1—the tube [J]. J Women's Imaging, 2004, 6（4）:146-152.

［23］AHMADI F, ZAFERANI M, SHAHRZAD G. Hysterosalpingographic appearance of genital tuberculosis: part 1. Fallopian tube [J]. Int J Fertil, 2014, 7:245-252.

［24］FARROKH D, LAYEGH P, AFZALAGHAEE M, et al. Hysterosalpingographic findings in women with genital tuberculosis [J] . Iran J Reprod Med, 2015, 13（5）: 297−304.

［25］SIRKCI A, BAYRAM M. Venous intravasation in a patient with tuberculouse endometritis [J]. Eur Radiol, 2000, 10:1838.

[26] CREASY J L, CLARK R L, CUTTINO J T, et al. Salpingitis isthmica nodosa: radiologic and clinical correlates [J]. Radiology, 1985, 154: 596-600.

[27] BOLAJI II, OKTABA M, MOHEE K, et al. An odyssey through salpingitis isthmica nodosa [J]. Eur J Obstet Gynecol Reprod Biol, 2015, 1 (184): 73-79.

[28] MAJMUDAR B, HENDERSON P H, Semple E. Salpingitis isthmica nodosa: a high risk factor for tubal pregnancy [J]. Obstet Gynecol, 1983, 62:73-78.

[29] 裘华兴, 徐利平, 蔡红光. 峡部结节性输卵管炎的子宫输卵管造影与病理对照分析 [J]. 放射学实践, 2001, 16 (2): 101-103.

[30] Jenkins C S, Williams S R, Schmidt G E. Salpingitis isthmica nodosa: a review of the literature, discussion of clinical significance, and consideration of patient management [J]. Fertil Steril, 1993, 60:599-607.

[31] 郑兴邦, 关菁, 于晓明, 等. 子宫输卵管造影显示输卵管近端阻塞行宫腹腔镜联合手术118 例结果分析 [J]. 实用妇产科杂志, 2015, 31: 213-216.

[32] BERKER B SÜKÜR YE, AYTA R, et al. Infertility work-up: to what degree does laparoscopy change the management strategy based on hysterosal-pingography findings [J]? J Obstet Gynaecol Res, 2015, 41: 1785-1790.

[33] JITCHANWICHAI A, SOONTHORNPUN K. Effect of premedication hyoscine-N-butylbromide before hysterosalpingography for diagnosis of proximal tubal obstruction in infertile women: a randomized double-blind controlled trial [J]. J Minim Invasive Gynecol, 2019, 26 (1):110-116.

[34] FORTIER K J, HANEY A F. The pathologic spectrum of uterotubal junction obstruction [J]. Obstet Gynecol, 1985, 65 (1):93-98.

[35] GUAN J, WATRELOT A. Fallopian tube subtle pathology [J]. Best Pract Res Clin Obstet Gynaecol, 2019, 59:25-40.

[36] ABUZEID M I, MITWALLY M F, AHMED A I, et al. The prevalence of fimbrial pathology in patients with early stages of endometriosis [J]. J Minim Invasive Gynecol, 2007, 14 (1):49-53.

[37] TROELL S. Diverticula of the walls of the fallopian tubes [J]. Acta Obstet Gynecol Scand, 1970, 49 (1):17-20.

[38] NAISBY GP. Garfner's duct associated with diverticulosis of the fallopian tubes [J]. Clin Radiol, 1987, 38 (2):207-208.

[39] MUZII L, MARANA R, MANCUSO S. Distal fallopian tube occlusion:

false diagnosis with hysterosalpingography in cases of tubal diverticula [J]. Radiology, 1996, 199（2）:469-471.

[40] YABLONSKI M, SARGE T, WILD R A. Subtle variations in tubal anatomy in infertile women [J]. Fertil Steril, 1990, 54（3）:455-458.

[41] HAN H, GUAN J, WANG Y, et al. Diagnosis and treatment of tubal diverticula: report of 13 cases [J]. J Minim Invasive Gynecol, 2014, 21（1）:142-146.

[42] DAHAN M H, BURNEY R, LATHI R. Congenital interruption of the ampullary portion of the fallopian tube [J]. Fertil Steril, 2006, 85（6）: 1820-1821.

[43] COHEN B M. Microsurgical reconstruction of congenital tubal anomalies [J]. Microsurgery, 1987, 8（2）:68-77.

[44] NOVAK E, NOVAK E R, Woodruff J D. Novak's gynecologic and obstetric pathology: with clinical and endocrine relations [M]. 8th ed. Philadelphia: Saunders, 1979.

[45] FAKIH H, MARSHALL J. Subtle tubal abnormalities adversely affect gamete intrafallopian transfer outcome in women with endometriosis [J]. Feril Steril, 1994, 62（4）:799.

[46] AO, LAPIDO. Tests of tubal patency: comparison of laparoscopy and hysterosalpingography [J]. BMJ, 1976, 2（6047）:1297-a.

[47] ZHENG X, HAN H, GUAN J. Clinical features of fallopian tube accessory ostium and outcomes after laparoscopic treatment [J]. Int J Gynaecol Obstet, 2015, 129（3）:260-263.

[48] MCBEAN JH, GIBSON M, BRUMSTED J R. The association of intrauterine filling defects on hysterosalpingogram with endometriosis [J]. Fertil Steril, 1996, 66（4）:522-526.

[49] WANG N, ZHANG Y F, LIU B, et al. Demographic and clinical features of endometrial polyps in patients with endometriosis [J]. Biomed Res Int, 2016, 2016:1460793.

[50] PHILLP E P. Anatomic uterine defects [J]. Clin Obstet Gynecol, 1994, 37（3）:705.

[51] ABRAHAM G, RAMI L, MENACHEM N, et al. Obstetric outcome in women with congenital uterine malformations [J]. Reprod Med, 1992, 37（3）:233.

[52] BROWN S E, CODDINGTON C C, Schnorr J, et al. Evaluation of outpatient hysteroscopy, saline infusion hysterosonography, and hysterosalpingography in infertile women: a prospective, randomized

study [J]. Fertil Steril, 2000, 74:1029-1034.

[53] GRIMBIZIS G F, GORDTS S, SARDO A D S, et al. The ESHRE/ ESGE consensus on the classification of female genital tract congenital anomalies [J]. Hum Reprod, 2013, 28 (8):2032-2044.

[54] 陈文俊，宋亭，蔡名金，等. 子宫输卵管造影在诊断先天性子宫畸形中的应用 [J]. 影像诊断与介入放射学，2011，20（6）：466-467.

[55] WESTENDORP I C, ANKUM W M, MOL B W, et al. Prevalence of Asherman's syndrome after secondary removal of placental remnants or a repeat curettage for incomplete abortion[J]. Hum Reprod, 1998, 13(12): 3347-3350.

[56] FRIEDLER S, MARGALIOTH E J, KAFKA I, et al. Incidence of post-abortion intra-uterine adhesions evaluated by hysteroscopy—a prospective study [J]. Hum Reprod, 1993, 8 (3):442-444.

[57] WAMSTEKER K, DEBLOCK S. Diagnostic hysteroscopy: technique and documentation [M]//: SUTTON C, DIAMOND M. Endiscopic surgery for gynecologists. London: WB Saunders, 1998:511-524.

[58] The American Fertility Society classifications of adnexal adhesions, distal tubal occlusion, tubal occlusion secondary to tubal ligation, tubal pregnancies, mullerian anomalies and intrauterine adhesions [J]. Fertil Steril, 1988, 49:944-955.

[59] ROMA DALFÓ A, UBEDA B, UBEDA A, et al. Diagnostic value of hysterosal-pingography in the detection of intrauterine abnormalities: a comparison with hysteroscopy [J]. Am J Roentgenol, 2004, 183 (5): 1405-1409.

[60] SOARES S R, BARBOSA DOS REIS M M, Camargos A F. Diagnostic accuracy of sonohysterography, transvaginal sonography, and hysterosalpingography in patients with uterine cavity diseases. Fertil Steril, 2000, 73:406−411.

[61] AHMADI F, SIAHBAZI S, AKHBARI F. Hysterosalpingography finding in intra-uterine adhesion (Asherman's syndrome): a pictorial essay [J]. Int J Fertil & Steril, 2013:155-160.

[62] BENINCASA A, BRACCO G. The use of automatic injectors in hysterosal-pingography [J]. Minerva Ginecol, 1990, 42 (3):73-74.

[63] OMURTAG K, GRINDLER N M, ROEHL K A, et al. How members of the society for reproductive endocrinology and infertility and society of reproductive surgeons evaluate, define, and manage hydrosalpinges [J]. Fertil Steril, 2012, 97 (5):1095-1100.

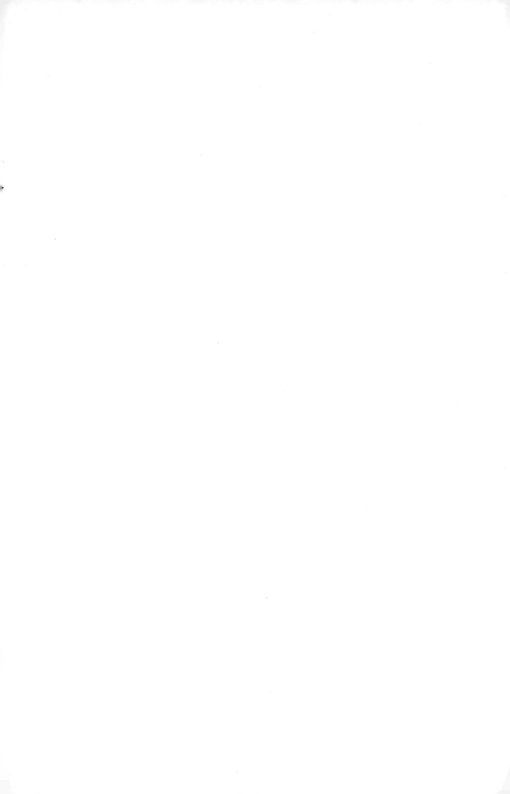